GLP体系下
安全药理学规范化建设
与实践

李君　王跃武　张微　编著

化学工业出版社

·北京·

内容简介

　　本书共分九章，重点对 GLP 体系下安全药理学规范化建设与实践等内容进行了详尽的阐述，全书以我国 GLP 发展历程、建设现状、发展对策为出发点，对国际国内安全药理学指导原则的要求和修订、GLP 体系下安全药理学研究的内容体系和技术手段、GLP 体系下安全药理学研究过程中软硬件规范化建设等诸多方面进行了总结概括，方便读者进行多方面、系统化的自主学习。

　　本书面向从事安全药理学研究的专业人员、研究生以及对药物研发、安全药理实验室建设感兴趣的读者，是一本难得的参考书，更是推动国内开展安全药理学规范化建设、促进国内安全药理学研究与国际接轨的一本重要专著。

图书在版编目（CIP）数据

　　GLP 体系下安全药理学规范化建设与实践／李君，王跃武，张微编著. -- 北京：化学工业出版社，2025. 3.
ISBN 978-7-122-47396-7

　　I. R969

　　中国国家版本馆 CIP 数据核字第 2025NW1998 号

责任编辑：刘　军　李　悦　　　　　装帧设计：王晓宇
责任校对：宋　夏

出版发行：化学工业出版社
　　　　　(北京市东城区青年湖南街 13 号　邮政编码 100011)
印　　装：北京建宏印刷有限公司
710mm×1000mm　1/16　印张 12¾　字数 301 千字
2025 年 3 月北京第 1 版第 1 次印刷

购书咨询：010-64518888　　　　　售后服务：010-64518899
网　　址：http://www.cip.com.cn
凡购买本书，如有缺损质量问题，本社销售中心负责调换。

定　　价：98.00 元　　　　　　　　版权所有　违者必究

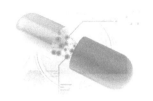

前言

良好实验室规范（Good Laboratory Practice，GLP）体系是一套确保实验数据质量，具有完整性和可靠性的国际标准。在药物研发过程中，遵循 GLP 原则对于确保药品安全性和有效性至关重要，因此，世界各国均高度重视 GLP 体系下药物的审批管理和质量监管。安全药理学作为 GLP 体系下药物安全性评价的重要组成部分，是评价和预测药物在临床试验前的不良反应，探讨药物剂量在治疗范围之内或之外时，潜在且不期望出现的对机体功能和生理系统的不良反应的学科。目前，我国在安全药理学的理论研究、规范化管理、软硬件建设、实验手段的现代化和高风险药物的安全性评价与国际化等方面，与发达国家相比都还存在一定的差距。因此，加快我国 GLP 体系下安全药理学规范化、标准化建设进程，不仅能够为政府部门制定相关政策法规提供参考依据，同时，亦能够有效提高我国药品研发企业的国际竞争力。

本专著以安全药理的规范化建设与实践为重点，涵盖了 GLP 概述、GLP 认证检查要点和判定原则、安全药理学研究进展与现状、安全药理学指导原则建设历程、GLP 体系下的安全药理学研究软硬件建设、安全药理学背景数据库的建立与应用等内容，目的是在硬件、软件层次上针对上述不足之处开展安全药理学的规范化建设，提升 GLP 规范化建设水平，期望为国内 GLP 安全药理学研究的标准化做出初步的探索和尝试，为达到与国际安全药理学的数据互认打下坚实的基础，为实现与国际 GLP 安全药理学研究接轨提供依据。

本专著充分结合了国内外安全药理学规范化建设的发展现状，收集、整理并分析了大量国内外文献作为写作的依据，由李君、王跃武、张微三位作者共同撰写，并最终呈现在广大读者面前。

最后，由衷感谢本书全体编者的大力支持和通力合作。在编写过程中大家齐心协力、取长补短，特别是在审阅阶段，字斟句酌，精益求精，体现了医学工作者的敬业精神和求真务实的工作态度，确保了本书编写工作的高质量完成，谨在此深表感谢。由于国内外安全药理学规范化事业发展迅速，本书难免存在不完善之处，望业界同仁和广大读者批评指正。

编著者
2024 年 8 月

目录

01

第一章
GLP 概述

GLP（Good Laboratory Practice，良好实验室规范），其实质是非临床研究质量管理规范，是用于规范与人类健康和环境有关的非临床安全性研究的一整套组织管理体系，包括实验计划，实验实施过程，实验的监督、记录、档案和报告的管理，其目的是组织和管理科学技术人员的研究行为，提高实验数据的质量和有效性，避免假阴性或假阳性结果出现，避免重复性实验，减少资源浪费，保障实验结果的可靠性、完整性、可重复性、可审核性，实现实验数据的国际相互认可。GLP通常适用于能够进行安全性评价研究的实验室，特别是从事药品、化学品等方面的实验室。GLP旨在通过确保数据的真实性和可靠性，在符合法规要求的前提下保护人类健康和环境安全。在许多国家和地区，若进行特定类型研究，特别是以政府监管为目的的研究，依法必须满足GLP的相关规定。GLP最早起源于药品研究，与GCP（Good Clinic Practice，临床试验质量管理规范）和GMP（Good Manufacturing Practices，良好生产规范）相对应。药品GLP是指药品非临床研究质量管理规范，药品的非临床研究指的是非人体研究，亦称为临床前研究，用于评价药物的安全性。

第一节
GLP 的起源与背景

GLP的起源可以追溯到20世纪70年代，当时在美国发生了一系列药物安全性丑闻，其中包括一些药品在批准上市前的研究中存在数据造假或可靠性问题而被召回的案例，60年代震惊世人的"反应停事件"则是点燃GLP立法的导火索。反应停又名沙利度胺，1957年首次被用作处方药，并于20世纪50年代末至60年代初在全世界广泛使用。因其能够明显改善女性怀孕早期恶心、呕吐的现象，一时间便被宣传为"孕妇的理想选择"。于是，反应停被大量生产、销售，仅在德国就有将近100万人服用过。据统计，当时反应停每月销量高达1吨。在一些情况下，患者甚至不需要医生的处方就能随便购买到反应停。可随即而来的却是短肢畸形、形同海豹的畸形新生儿数量大幅度增多。1961年，这种症状终于被证实是孕妇服用反应停所致，全球受其影响的婴儿更是多达1万余人。造成此次灾难的原因有两方面：一方面，反应停上市销售前没经过严格的临床前药理实验；另一方面，事发初期，格兰泰制药厂虽收到反应停的不良反应报告，但都隐瞒未报，导致整个事件的恶化。该事件作为不完善药物审批制度的产物，进一步增强了人们对药物毒副作用的警觉性，引发了公众对于药物安全性的担忧，从而促使监管机构对实验室研究的质量和完整性进行重新评估。随后，各国相关政府部门都加大了对化学品的监管力度，一批批提供临床前安全性评价研究的实验室应运而生了。由于各个实验室能力不同，临床前安全性评价又缺乏标准的规章制度，导致安全性评价工作混乱无章。为解决这一系列安全性评价问题，1972 年，世界上第一部 GLP 法规在新西兰诞生了。该法规要求所有进行科学研究的实验室都要按法规注册，未达到注册标准的实验室，其数据在法律上无效，且不得与他人交换。

第二节
GLP 发展历程

新西兰颁布 GLP 不久，丹麦紧随其后也颁布了相似的 GLP 法规。而美国 GLP 的颁布则产生了巨大的影响力，推动了 GLP 在世界范围内的广泛实施和发展。

一、国际上 GLP 的建立和实施

1. 美国 GLP 的发展历程

1976 年，FDA 以 Searle 公司文件为蓝本，制定了 GLP 法规草案，并于 1976 年末公布，为确保非临床安全性研究的质量和完整性提供了一种统一的、主要针对研究过程的、操作性较强的办法。1978 年，美国在联邦管理法典中发布了非临床实验室研究操作规范。

GLP 法规的定稿于 1978 年年底发布，1979 年生效，其适用范围较广泛，包括：食品添加剂、色素添加剂、饲料添加剂、人用药和兽药、人用医疗器械、生物制品和电子产品。随后，FDA 又多次对 GLP 法规作了局部修改，最终的 GLP 法规于 1987 年颁布实施。

美国环保局（Environmental Protection Agency，EPA）根据《毒物控制法案》和《联邦杀虫药、杀霉菌药与杀鼠药法》（FIFRA）的要求于 1980 年制定了针对一般化学品安全性评价试验的 GLP 法规，根据《联邦杀虫剂、杀真菌剂及杀鼠剂法》的要求于 1980 年年底制定了农药安全性评价试验的 GLP 法规；1990 年 EPA 提出优良自动化实验室规范（GALP 规范），美国的 GLP 发展至今，已经形成整体上比较成熟、操作性比较强的法规体系，具体体现在 GLP 条款涉及的内容很全面且规范，对于细节的规定非常严谨。

2. 日本 GLP 的发展历程

日本是继美国执行 GLP 之后，较早制定并实施 GLP 管制的国家，至今已有多年历史，管理富于科学性，影响力大。日本 GLP 由厚生劳动省 1982 年 3 月作为临床前实验研究的行政原则颁发，并于 1983 年开始实施。1988 年，厚生劳动省根据 GLP 检查的结果和实际存在的问题，对这些指导原则进行了小范围的修改，主要涉及数据记录、实验操作和设施管理等方面，旨在增强 GLP 的执行力度和有效性。1997 年，厚生劳动省将 GLP 指导原则修改并转变为法规，即厚生省令第 21 号。这一转变标志着日本 GLP 管制的正式化和法律约束力的增强，确保了药品和医疗器械的安全性评价更加严格和规范。2008 年，厚生劳动省再次修改了人用药品和医疗器械的 GLP，这些修改在同年 8 月正式实施。这次修改包括对 GLP 体系的进一步细化、对新兴技术和方法的适应，以及对国际 GLP 发展的协调。经过多年的使用、修改和完善，日本现有 7 个 GLP 体系，这些体系分属不同的部门管辖，涵盖了药品、医疗器械、化学品等多个领域。这些 GLP 体系的建立和执行，确保了相关产品和服务的安全性和有效性，同时也提高了日本在全球药品监管中的地位。

3. 经济合作与发展组织 GLP 的发展

经济合作与发展组织（Organization for Economic Co-operation and Development，OECD），简称经合组织，成立于 1961 年，是由 30 多个市场经济国家组成的政府间国际经济组织，旨在共同应对全球化带来的经济、社会和政府治理等方面的挑战，并把握全球化带来的机遇。为了避免重复试验给各国政府和企业带来的不必要浪费，以及保证化学产品安全性研究数据的真实性、完整性、有效性，使各国的安全性研究数据获得成员国之间的相互认可。OECD 协调各成员国建议，组成以美国为首的专家组，开始编写对化学品安全性评价的 GLP 原则。1981 年，OECD 各成员国正式承认了该 GLP 原则。1996 年，OECD 再次组织对 GLP 原则进行全面修订。1997 年，OECD 正式接受修订版的 GLP 原则，并要求其成员国执行此原则，以便各国间可以互相认可化学品安全性研究的试验数据。直至 2004 年，OECD 又发布了多个一致性文件和建议性文件，共同组成了 OECD 的 GLP 体系。

经过多年的发展与完善，OECD 的 GLP 原则不断修改并日趋成熟，目前已经发布了 15 个相关文件，包括 1 个总则性文件，3 个部门监督指南，7 个一致性文件，4 个建议性文件。目前，经合组织的 GLP 原则在多个国家和地区被广泛采用。

二、我国 GLP 的发展轨迹

在 GLP 原则陆续颁布后，数年间国际上发达国家间已经建立并形成了强强联手的质量保证体系，发达国家凭借这一体系降低了各国的新药研发成本，缩短了研发周期，更快地抢占了市场。为了使我国医药产业快速、平稳地发展，并保持强大的国际竞争力，我国医药管理部门将我国 GLP 建设提上了工作日程，并分阶段逐步推进 GLP 工作的进行。

20 世纪 80 年代以前，我国药品管理立法工作还不完善。虽然卫生部颁发了《药政管理条例（试行）》，但药品管理工作仍存在问题。直到 1985 年 7 月，具有划时代意义的《中华人民共和国药品管理法》的施行，标志着我国药品管理工作从此进入了法制化的新阶段。同年，卫生部颁布了《新药审批办法》，对毒理学方面的管理做出了规定。随着我国医药经济的发展，以及《药品管理法》和《新药审批办法》的开展实施，药品非临床安全性评价方面亟待出台相应的工作规范。经过专家组对美国、日本、英国等国几十个 GLP 实验室的考察，以及一系列 GLP 研讨会的召开，1993 年国家科学技术委员会发布了我国第一版药品 GLP 法规，即《药品非临床研究质量管理规定（试行）》，并于 1994 年开始正式实施。

1996 年 8 月国家科委印发了《药品非临床研究质量管理规定（试行）》实施指南（试行）和执行情况验收检查指南（试行）。1998 年国家药品监督管理局成立，GLP 的执法主体变为国家药品监督管理局。1999 年国家药品监督管理局发布《药品非临床研究质量管理规范（试行）》，并于同年施行。2001 年修订的《中华人民共和国药品管理法》标志着我国的药物 GLP 监督管理进入了法制阶段。

2003 年 8 月国家食品药品监督管理局颁布《药物非临床研究质量管理规范》、印发《药物非临床研究质量管理规范检查办法（试行）》，并于同年 10 月起对药物非临床安全性评价研究机构实施 GLP 检查和认证；2007 年国家食品药品监督管理局为规范《药物非临床研究质量管理规范》认证管理工作，对《药物非临床研究质量管理规范检查办法（试行）》进行了修订，更名为《药物非临床研究质量管理规范认证管理办法》。从此，我国非临床安全性试验研究步入新的发展阶段。

自 2017 年 1 月起，国家食品药品监督管理局要求未在国内上市销售的化学原料药及其制剂、生物制品，未在国内上市销售的从植物、动物、矿物等物质中提取的有效成分、有效部位及其制剂和从中药、天然药物中提取的有效成分及其制剂，中药注射剂的新药非临床安全性评价研究必须在经过 GLP 认证，符合 GLP 要求的实验室进行。否则，其药品注册申请将不予受理。从此新药非临床安全性评价试验研究和评价与新药注册申请密切结合，推动了实验室的药物 GLP 认证，保证了药物非临床安全评价的试验质量。

第三节

我国药品 GLP 建设的实施状况及发展对策

一、我国药品 GLP 建设情况分析

1. 药品 GLP 研究机构总体发展迅速

截至目前，我国已经建立了一些药品 GLP 研究机构，虽规模大小不等，但总体发展迅速。尤其是近几年，通过药品 GLP 认证的研究机构的数量有所增多，规模也在逐步扩大，有 16 家药品 GLP 研究机构能够提供致癌试验研究服务，占通过药品 GLP 认证机构总数的 30％。即便在国外，致癌试验研究服务也仅有为数不多的 GLP 研究机构提供。我国部分药品 GLP 研究机构无论在人员素质、硬件设施管理，还是在软件管理上都已基本达到国际先进水平，这为我国药品 GLP 建设起到了很好的示范作用。在我国政府和社会各界的支持下，在先进研究机构的带领下，相信我国药品 GLP 建设会取得更快、更好的发展。

2. 药品 GLP 研究机构逐步由小到大、由精到全地发展

现阶段，我国药品 GLP 研究机构已经能够根据市场项目需求的类别，在相关政府部门的支持下，结合自身的专业技术特长进行发展。一些较小型、专业化的药品 GLP 研究机构有了较快的发展。我国政府应根据市场需求，积极推进该类型药品 GLP 研究机构的发展，为我国药品 GLP 的长期稳定发展奠定基础。小型药品 GLP 研究机构的发展有以下优点：①物资、人员投入较少，一方面便于管理，另一方面便于 GLP 管理、技术人才的培养；②有自身的专业技术特长，可以保证充足的药品 GLP 服务市场，保障一定的投资回笼，确保了研究机构本身的持续运转和管理质量。部分发展较成熟的小型药品 GLP 研究机构，已经积累了较丰富的管理和市场运转经验，培养了一批药品 GLP 管理和技术人才，根据市场需求进行了规模的适当扩大，适当增多了服务项目，正朝着服务项目大而全的道路稳步发展。

3. 实验动物管理得到长足发展

目前，我国药品 GLP 研究机构对实验动物管理无论是在饲养设施条件上，还是在动物福利管理理念上都有了很好的发展。①实验动物饲养设施的发展。由于实验动物饲养环境对研究数据的最终结果有着潜在的重要影响，药品 GLP 认证检查的重点也一直放在对动物房的设计和管理上。各药品 GLP 研究机构结合国家标准，并根据自身的发展情况，对研究机构的动物饲养设施进行

了不同程度的完善。调查显示，绝大多数药品 GLP 研究机构采用了自动环境数据监测系统。②实验动物福利管理理念的发展。由于中国实验动物学会等相关组织的推动，动物福利的理念已成功地在药品 GLP 研究机构中得到普及。随着与国外制药企业合作交流机会的增加，各药品 GLP 研究机构也在积极接受并引进西方动物福利的理念。越来越多的药品 GLP 研究机构将 AAALAC（Association for Assessment and Accreditation of Laboratory Animal Care，国际实验动物评估和认可委员会）认证作为必需项目。目前，至少 7 家药品 GLP 研究机构通过了 AAALAC 认证检查。

二、我国药品 GLP 建设存在的问题

我国药品 GLP 研究机构运行管理虽处于上升发展阶段，但目前我国药品 GLP 建设仍存在着一些问题，主要表现在以下几方面：

1. 我国 GLP 研究机构地区发展不平衡

①药品 GLP 研究机构东多西少，在发达地区多，在欠发达地区很少，甚至没有。整个西北地区仅有 1 家药品 GLP 研究机构。西南地区的药品 GLP 研究机构多集中在四川省，贵州省和西藏自治区则没有药品 GLP 研究机构的出现。北京市、上海市、山东省几乎包揽了我国一半的药品 GLP 研究机构。从北京市到上海市，途经河北省、山东省、江苏省 3 省，在这个狭长的地带，药品 GLP 研究机构数量约占我国药品 GLP 研究机构总数的 2/3。②北京地区及东部沿海地区的药品 GLP 研究机构较其他地区的研究机构发展运行得更快、更好。近两年通过药品 GLP 认证的研究机构绝大部分属于北京及东部沿海地区，且认证数量较往年明显增多。

2. 药品 GLP 研究机构两极分化现象依然存在

通过再次认证药品 GLP 研究机构地区分布以及对各药品 GLP 研究机构网站主页的调查得知，发展运行特别好的 GLP 研究机构有：北京昭衍新药研究中心有限公司，在 1995 年至 2011 年中，对近 500 个新药进行了 1300 多项专题试验，是国内同行中开展试验数量最多、评价一类新药最多的单位之一；军事医学科学院毒物药物研究所（国家北京药物安全评价中心）经过多年努力，已完成 2150 多种新药的安全性评价研究；广州医药工业研究院（药物非临床评价研究中心）、天津药物研究院（天津市新药安全评价研究中心）、国家上海新药安全评价研究中心等几家研究机构也运行得非常好。同时，也有发展不太好的研究机构，这些研究机构软硬件管理相对落后，完成的药物安全性评价项目较少。完成药物安全性评价研究项目越少，越难吸引到新的研究项目，以至于造成恶性循环，使研究机构的运行更加困难。

3. 研究人员 GLP 整体意识不强

药品 GLP 实质上是一整套确保药品非临床评价资料真实、完整、可靠的质量管理体系。GLP 意识（或 GLP 精神）即指规范化管理、全过程控制，尽量降低或避免各种人为因素造成的误差，以提高药品非临床安全性评价研究的质量，提高药物研究水平的意识。参与药品 GLP 试验的每一位研究人员都应以高度的责任心，真正做到：先制定科学的标准操作规程，后续所有的操作按标准操作规程（Standard Operating Procedure，SOP）进行，且每次操作应有详细而真实的记录，并对该记录进行充分的分析。而在药品 GLP 实施的过程中，由于部分研究人员 GLP 意识不强，规范化管理并没有落实到每个细节上，以至于造成我国药品 GLP 工作人员整体素质偏低，这是制约我国药品 GLP 快速、健康发展的绊脚石，也阻碍着我国药物研究水平的提高。

4. 专业人员资质偏低

从我国药品 GLP 研究机构人员来看，高学历人员占研究人员总数的比重较低。而我国药品 GLP 规范又没有明确规定专题负责人和质量保证部门负责人的资质，这虽然给了"唯才是举"更大的空间，但在很大程度上增加了研究人员资质的不规范性和不确定性，增大了人员管理制度的风险。

三、我国药品 GLP 建设的发展对策

药品 GLP 建设是一个长期的过程，需要大量人力、物力、财力的支持。针对以上我国药品 GLP 建设的实际情况，有以下几点发展对策：

1. 发挥政府的宏观调控职能

由于国家只能在一定程度上给予药品 GLP 研究机构财力、物力支持，因此，我国药品 GLP 研究机构在很大程度上需要自主经营。目前，我国药品 GLP 研究机构中有部分机构属于企业性质，且该部分机构所占药品 GLP 研究机构整体比例增大的趋势将会越来越明显。企业以追求利润为目的，这就需要政府发挥宏观调控职能，一方面积极倡导和鼓励企业、科研机构、高等院校共建 GLP 实验室，另一方面给欠发达地区更多的优惠政策，加快欠发达地区的发展步伐。还可推进发达地区和欠发达地区人员互派，一边鼓励技术经验和管理经验丰富的人员到欠发达地区工作，一边督促欠发达地区的研究人员到发达地区学习先进的技术和管理知识。互派工作的落实，能够确保我国药品 GLP 建设的发展，促进我国医药水平的整体提高。

2. 加强人员培训，努力提高工作人员的 GLP 意识

我国 GLP 的正式实施较强，但无论在基础条件的建设、管理上，还是在

经验、GLP 意识等方面都较弱。基础条件的建设、管理可以迅速地发展提高，但 GLP 意识的提高却不是一朝一夕的事情。药品 GLP 培训的形式可以多样化：药品 GLP 研究机构邀请知名的 GLP 方面的专家开展讲座；相关政府部门和药品 GLP 研究机构委托熟知药品 GLP 规范的科研机构、高等院校等建立适宜的 GLP 培训机构，由该培训机构负责编写培训教材，对各药品 GLP 研究机构提供信息咨询服务，使 GLP 培训规范化、制度化。同时，各式的药品 GLP 培训应注意几个问题：①培训教材要适时更新；②培训内容要国际化；③参与培训人员的覆盖面要扩大化。药品 GLP 相关部门及研究机构要重视对工作人员的培训，使人员培训工作落到实处。

3. 提高药品 GLP 相关人员素质

人员素质的高低是决定我国药品 GLP 发展大局的核心。我们应借鉴各国先进的经验，一方面提高药品 GLP 研究机构科研人员的素质，另一方面提高药品监督管理部门人员的素质。药品 GLP 研究人员必须具备相应的文化素质，上岗前必须经过严格的技术培训并取得上岗资格证；同时具有较丰富的专业工作经验，能够准确地理解和正确地执行相应的标准操作规程，具有高度的责任感和良好的敬业精神，以确保药品 GLP 研究资料的质量，提高我国药品非临床研究的专业水平。药品监督管理部门人员上岗前应经过严格的考核，上岗后应从基层工作做起，适时地参与工作培训，以提高自身的综合素质。

4. 加快药品 GLP 实施过程中部分步骤的实施效率

在药品 GLP 研究工作实施过程中，严格执行试验方案、总结报告等审批、修订程序的同时，如何进一步提高药品 GLP 的实施效率，是一个值得探讨的话题。可以从三方面进行改善：①提高工作人员的综合素质，包括业务素质和职业道德修养。工作人员业务素质的提高是确保工作效率提高的重要前提，而职业道德修养的提升更是确保试验资料真实、完整、可靠的核心；②落实人员管理制度。严格执行人员管理制度，使每位工作人员明确自己的职责，按照职责要求有条不紊地进行研究工作，确保工作有序、高效地开展；③加强部门之间的协调与沟通。随着现代化的发展，任何一项工作的开展不是仅靠一个人、一个部门就能完成的，而需要各个部门的全体工作人员齐心协力、共同完成。只有加强部门之间的协调与沟通，才能提高研究工作整体运行的效率。

5. 增进国际交流与合作

在全球经济一体化的大趋势下，国内外的合作交流越来越普遍。我国药品监督管理部门及药品 GLP 研究机构应努力争取与国外交流合作的大好机遇，提供条件将国内有潜力、有能力的工作人员送出国门，到国外先进的实验室进行学术交流，以指导完善我国药品 GLP 的建设。我国药品 GLP 研究机构可以自主联系国外相关的科研机构，进行人员互派，借鉴外国先进的管理经验，为我国药品 GLP 建设服务。

6. 积极引进管理和技术人才

我国《药物非临床研究质量管理规范认证管理办法》于 2007 年 4 月颁布实施，并于 2023 年进行了进一步修订，但有经验的药品 GLP 管理和技术人才还很缺乏，这需要我国药品监督管理部门和相关研究机构具有战略眼光，积极引进管理和技术人才。目前，有不少海外留学人员在国外的 GLP 研究机构工作多年，积累了丰富的 GLP 管理和技术工作经验，我国相关政府部门或企、事业单位可推行优待政策吸引部分留学人员回国工作，将最前沿的管理和技术经验带回国内，这有利于加快我国药品 GLP 建设的步伐。

7. 全员参与，加快国际互认

目前，我国已正式成为 OECD 的观察员国，但我国药品 GLP 的整体建设发展与发达国家仍存在一定差距，即便将来我国正式加入 OECD 会员国行列，安全性资料互认也不可能立即在我国全部药品 GLP 研究机构实现，国际互认只能从部分药品 GLP 研究机构开始，逐步、依次地在我国整个药品 GLP 研究机构中开展实施。国际互认需要我国药品 GLP 研究机构全体人员的努力，以及社会各界的大力支持。

参考文献

[1] 高利娟. 我国药品 GLP 发展的比较分析[D]. 河南大学,2013.

[2] 王佳楠,李见明,曹彩. 药物 GLP 认证及应注意的几个问题[J]. 中国药事,2010,24(5):461-463.

[3] 张靖,范潇予,靳洪涛,等. 中国药品非临床研究质量管理规范发展情况的回顾与展望[J]. 中国药学杂志,2017,26(7):11.

[4] 韩铁. 我国 GLP 质量体系建设的现状、问题与对策[D]. 北京:中国人民解放军军事医学科学院,2006.

[5] 赵国骥. 中外 GLP 法规和认证项目的对比与借鉴[D]. 天津:天津大学,2009.

[6] 卢玮. 美国食品安全法制与伦理耦合研究(1906-1938)[D]. 上海:华东政法大学,2014.

[7] 黄碗贞. 我国中药产品在美国市场准入的研究[D]. 北京:北京中医药大学,2019.

[8] 李若欣. 震惊世界的药物不良反应事件[J]. 药物与人,1999(01):28-29.

[9] 李婵娟. 新药临床研究中安全性评价的统计方法[D]. 陕西:第四军医大学,2005.

[10] 苏怀德. 从反应停事件中吸取教训[J]. 中国药学杂志,1989(10):636.

[11] 卢健,冯真真,刘学惠,等. 实验室管理体系中 OECD GLP 与 ISO/IEC 17025 的异同[J].

中国标准化,2010(07):27-29.

[12] 吴琼．北极海域的国际法律问题研究[D].上海:华东政法大学,2010.

[13] 孙祖越,周莉,吴建辉．试论药物非临床生殖毒性试验中的真实性、规范性、科学性和创新性[J].中国药理学通报,2014,30(05):597-604.

[14] 陈晓霞．建立我国医疗器械良好实验室规范(GLP)的现状调查研究[D].北京:北京协和医学院,2012.

[15] 柳丽,胡廷熹,张象麟．欧洲国家GLP的实施概况[J].中国药事,2000(04):67-69.

[16] 岑小波,韩玲．中药新药非临床安全性研究和评价的思考[J].中国药理学与毒理学杂志,2016,30(12):1343-1358.

[17] 彭真．我国药物非临床研究机构现状及对策研究[D].长沙:中南大学,2014.

[18] 许小星,于姗姗．我国药品质量管理规范分析[J].中国药物经济学,2019,14(09):123-125.

02

第二章
GLP 认证检查要点和判定原则

　　为规范 GLP 认证现场检查工作，提高检查质量，根据《中华人民共和国药品管理法》《药物非临床研究质量管理规范》《药物非临床研究质量管理规范认证管理办法》等相关法律法规，制定《药物非临床研究质量管理规范检查要点和判定原则》。

　　通过对 GLP 认证申请机构（以下简称申请机构）的组织机构与人员、质量保证、设施、实验系统、仪器设备和实验材料、受试物和对照品、标准操作规程（SOP）、研究工作的实施、资料档案、计算机化系统等方面进行现场检查，评价机构运行管理和研究项目实施是否符合 GLP 要求。

　　本检查要点和判定原则适用于由国家药品监督管理局食品药品审核查验中心（以下简称核查中心）组织实施的 GLP 认证现场检查和 GLP 监督现场检查。省级药品监督管理局开展日常监督检查可参照本检查要点和判定原则。根据机构申请类别和监督检查重点，可适用相应部分的检查要点。

第一节
GLP 认证检查要点

一、组织机构和人员

　　确认申请机构建有完善的组织管理体系，有足够的具有资质且经过培训的人员并在工作中遵守 GLP 要求。该部分检查要点包括但不限于：

　　（1）机构建有完善的组织管理体系，配备机构负责人（FM）、质量保证部门（QAU）和相应的工作人员，部门设置合理、人员职责分工明确。

　　（2）机构具有与所开展药物非临床安全性评价研究（以下简称研究）相匹配的工作人员；工作人员具备与其岗位相匹配的资质、经验和能力，接受过相关 GLP 和技能培训并按照 GLP、SOP、试验方案开展工作。

　　（3）机构制定有人员培训制度，为工作人员提供 GLP 和相应的技能培训。工作人员经培训考核合格后上岗。

　　（4）机构应保存并定期更新人员档案材料。人员档案材料至少应当包括人员岗位描述、教育背景、工作经历、培训记录、上岗资质等。培训记录至少应当包括 GLP 培训以及与其岗位相关的 SOP 和技能培训等。

　　（5）机构建有人员体检制度及相关工作程序，定期进行人员体检并评估体检结果。人员出现影响研究质量的健康问题时，有相关处理措施避免参与可能影响研究的工作。

　　（6）机构负责人（FM）能够按照 GLP 要求履行职责，全面负责机构的运行管理。

(7) 专题负责人（SD）应当具有与所承担研究相匹配的资质和经验，能够履行职责，全面负责所承担研究的实施和质量。一项研究在同一时间内只能有一名 SD。如存在更换 SD 的情况，应按照规定的程序进行变更并予以记录。

二、质量保证

确认申请机构的质量保证（QA）部门和人员能够独立履行 QA 职责，对机构运行和研究实施进行有效检查。该部分检查要点包括但不限于：

(1) 机构设有独立的 QA 部门，QA 人员不参与具体研究的实施或承担可能影响 QA 工作独立性的其他工作。

(2) QA 部门负责人和 QA 人员的资质、经验和培训等满足 QA 岗位要求，具有相应的工作能力。

(3) 保存正在实施中的研究试验方案及试验方案变更的副本、现行 SOP副本，并及时保存主计划表的副本。

(4) 制定质量保证计划，指定执行人员并根据计划开展基于研究、基于设施、基于过程的检查活动。

①为每一项研究制定检查计划并开展基于研究的检查。检查频率应当能够确认研究实施符合 GLP 要求，检查范围应当能够覆盖研究的关键阶段。审查每个研究的试验方案并保留审查记录；审查每个研究的总结报告、签署质量保证声明；质量保证声明中应当明确研究信息，检查类型，检查的研究阶段和时间，检查结果报告交由 FM、SD、主要研究者（PI，如涉及多场所研究）的日期；对已批准总结报告的修改或补充，QA 应当重新审查并签署质量保证声明。②定期开展基于设施的检查，审查机构 GLP 运行管理状况，如：仪器设备（含计算机化系统）的使用、维护、验证或确认，人员培训，环境监测，资料归档，受试物/对照品的使用及管理，SOP 管理等。检查范围及频次应当能够足以确认机构运行符合 GLP 要求。③定期开展基于过程的检查，检查对象应为重复开展的某个程序或者过程，应明确具体检查内容和检查频率。

(5) 及时向 FM、SD 和其他相关人员书面报告检查结果；及时跟踪检查、发现问题并核实整改结果；多场所研究中，分研究场所的 QA 人员应当将检查结果同时报告给主研究场所的 FM、SD 和 QA 人员；主研究场所 QA 应当确认分研究场所承担研究工作的 GLP 符合性。

(6) 保留各类检查相关记录和报告并及时归档。检查记录和报告应当能够反映检查类型、检查人员、检查时间、检查内容、发现的问题、SD 或相关人员对问题的反馈以及 QA 对整改结果的核实、FM 对检查报告的确认等信息。

（7）审核机构 SOP。

全面检查并确保中心标准操作规程的合规性、有效性和适用性，留存相关检查记录及反馈记录。

三、设施设备

确认申请机构具备与所申请研究相匹配的设施且环境条件符合要求；具有适当的防止混淆或交叉污染的措施。该部分检查要点包括但不限于：

（1）设施布局合理、运行正常、规模适当，与所申请的研究相适应。

（2）具备必要的功能划分和区隔，针对不同使用目的具有对应的分区和隔离，避免受试物和对照品、实验系统、饲料、样品、标本等相互干扰。

（3）具备与研究所使用的实验动物级别、种属相适应的动物饲养和辅助设施（如洗消设施，动物检疫、隔离或治疗设施，饲料、垫料、笼具及其他实验用品的存放设施等），并具有有效的《实验动物使用许可证》；有适当的调控、监测措施保证环境条件（如温度、湿度、空气洁净度、通风和照明等）满足要求并保存相应监测记录。

（4）不同种属实验动物具有有效隔离措施；对于必须饲养于同一饲养室内的同一种属、不同研究的实验动物有适当的分隔及标记措施。

（5）具有与所申请研究相适应的功能试验区域；环境监测措施、人员防护措施满足功能试验区域环境和人员健康防护要求。

（6）受试物和对照品的接收、保管、配制及配制后的制剂保管需有独立房间或区域且具有必要的隔离措施；有适当的监测措施保证环境条件（如温度、湿度、光照等）满足不同受试物和对照品的保管条件并保存相应监测记录。

（7）受试物和对照品含有挥发性、放射性或生物危害性等物质时，应当具有单独的、有效隔离的动物设施；受试物和对照品的保存、配制和处置以及试验操作等应当具有相应的防护设施设备，可有效隔离和保护人员健康。

（8）开展含有放射性和生物危害性物质的研究前，申请机构应当获得相关主管部门的许可并具有相应的资质证明文件。

（9）精麻药品，阳性对照品（如致畸、致癌类化合物），易制毒、易燃、易爆、易腐蚀化学品等，其保管设施应符合国家有关规定。

（10）档案设施应当具有防火、防水、防潮、防虫、防鼠、防盗等安全措施；计算机化档案的设施还应当具有防热、防电磁等安全措施；有适当的监测措施保证档案设施的环境条件满足要求。

（11）具有处置或暂存实验废弃物的设施和设备。

（12）具有双路供电系统或备用电源，备用电源应当定期确认运行状态。

（13）各类设施有日常卫生管理措施，定期清洁、维护。

（14）具备突发事件应急预案。

四、实验系统

确认实验系统管理适当，保证试验顺利进行、试验数据可靠。该部分检查要点包括但不限于以下内容：

（1）机构设有动物伦理委员会，制定并执行伦理审查 SOP，保留审查记录。

（2）购买的实验动物来源清晰、合规，有详细的接收记录并保留实验动物质量合格相关证明文件。接收记录应当包括实验动物种属、来源、到达日期、数量、健康情况等信息。

（3）对新进入设施的实验动物进行有效的隔离和检疫，确认其健康状况满足研究的要求。

（4）对患病动物及时给予隔离、治疗等处理并及时报告 SD，同时保留相关记录。

（5）实验动物有合适的个体标识，动物饲养笼具、动物饲养室有相应的标识，避免混淆。

（6）实验动物使用有相应记录，可追溯实验动物接收、使用、处置情况，且数量吻合。

（7）动物设施、动物饲养用品（如笼具、笼架、水瓶和其他容器）及附属设施设备定期清洁和消毒，使用合适的垫料。灭菌后物品的保存期限应当经过验证。

（8）用于动物饲养室的清洁剂、消毒剂和杀虫剂有使用记录，记录内容应当包括名称、浓度、使用方法及使用的时间等。

（9）饲料、垫料和动物饮用水定期检测、评估并保留相关检测报告和记录。送检样品的取样采集合理。开封后饲料、灭菌后饮用水的有效期应当经过验证。

（10）实验动物以外的其他实验系统来源清晰，有详细的接收记录。接收记录应当包括名称、来源、数量（体积）、质量属性、接收日期等信息；使用前进行适用性评估并保留相关记录。出现质量问题时，保留相关处理和重新评估的记录。

五、仪器设备和实验材料

确认申请机构具备与所申请研究相匹配的仪器设备且性能可靠。该部分检查要点包括但不限于：

（1）配备研究所需的仪器设备且性能满足使用目的；设备清洁且状态良好；设有仪器设备清单。

（2）仪器设备放置地点合理。

（3）关键仪器设备经过确认或者验证，确保性能符合要求且处于适用状态。

（4）仪器设备的使用、保养、测试、校准、确认或者验证等有详细记录；仪器设备的使用记录能体现研究名称或代号、使用用途、使用日期（必要时记录使用时间）、使用人、仪器设备名称和（或）编号等。

（5）用于受试物和对照品称量、配制的仪器设备，有清洁等防止交叉污染的措施并保留有相关记录。

（6）试剂和溶液的容器贴有标签，标明品名、浓度、贮存条件、配制日期及有效期等信息；储存条件符合要求。

（7）研究中未使用变质或者过期的试剂和溶液；试剂和溶液的有效期延长应当有合理的评估或分析并保留相关记录。

六、受试物和对照品

确认申请机构受试物和对照品的使用和管理适当。该部分检查要点包括但不限于：

（1）有专人负责受试物和对照品的管理。

（2）受试物和对照品的接收、保管、分发、使用、留样、返还或废弃等管理符合SOP要求并保留完整记录。

（3）每一批的受试物和对照品的批号、稳定性、含量或者浓度、纯度及其他理化性质等信息有详细记录。

（4）贮存受试物和对照品的容器贴有适当的标签，标明品名、缩写名、代号或者化学文摘社（CAS）登记号、批号、浓度或者含量、有效期和贮存条件等信息；贮存条件满足要求；贮存及分发过程有防止受试物污染、变质或损坏的措施。

（5）给药周期超过4周时，每批受试物和对照品应当留样。

七、标准操作规程

确认申请机构具有与机构运行和研究实施相适应的SOP。该部分检查要点包括但不限于：

（1）具有与机构运行和研究实施相适应的SOP且内容清楚完整、具有可操作性；SOP涵盖范围符合要求。

（2）SOP的制修订、审核、批准、生效、培训、分发、回收、销毁、归档等相关记录完整。

（3）SOP制修订经过QA部门审核，FM批准后生效。

（4）根据现行相关法律法规和技术指导原则、机构运行管理及研究实施情况等，及时更新SOP，确保SOP反映实际操作。

（5）各区域配置有方便查阅的SOP，且均为经过批准的现行版本。

八、研究工作的实施

通过抽查研究项目，确认试验方案设计、组织实施、执行、记录、报告和存档等研究工作全过程符合GLP要求。该部分检查要点包括但不限于：

1. SD 的任命

（1）SD资质符合要求。

（2）试验开始前，FM任命SD，有SD任命书；如存在更换SD的情况，应当按照规定的程序进行变更并予以记录。

2. 试验方案

（1）应当有研究的名称或者代号，并在研究相关的文件资料及试验记录中统一使用该名称或者代号。

（2）试验方案内容应当符合要求。若涉及同行评议、多场所研究时，试验方案中相关内容应当符合要求。

（3）研究实施前获得动物伦理委员会批准。

（4）试验方案及试验方案变更经QA审核。

（5）试验方案及试验方案变更经SD签字批准，并签署批准日期。

（6）接受委托的研究，试验方案及方案变更应当获得委托方认可。

（7）试验人员和QA人员及时获取试验方案和试验方案变更后的副本并熟悉方案内容、人员职责及工作要求。

（8）试验方案变更包含变更内容、理由和日期，并与原试验方案一起保存；研究被取消或终止时，试验方案变更应当说明取消或终止的原因及终止的方法。

3. 研究实施

（1）参加研究的工作人员应当具备相应的资质、经验和能力，并严格执行试验方案及相关 SOP 要求。

（2）设施和仪器设备

具有研究所需的试验设施和仪器设备（含计算机化系统）；仪器设备经过适当测试、校准、确认或者验证，性能满足研究需求并保留相关记录。

（3）受试物和对照品

①受试物、对照品的接收、保存、留样、分发、使用以及返还或废弃的记录完整，数量吻合。②受试物和对照品与溶媒混合的配制过程有详细记录。配制后的制剂贮存条件符合要求，存取记录完整。配制后的制剂稳定性满足要求，定期测定制剂中受试物和对照品的浓度、均一性并保留相关记录。③若受试物分析由委托方进行，保留受试物分析的相关证明材料。④受试物和对照品留样并保留记录（如适用）。

（4）研究活动

①每个研究应当具有唯一编号，通过编号可追溯受试物、样本、标本、试验结果等。②研究活动应当按照试验方案和相关 SOP 进行。以动物实验为例，相关研究活动（如动物接收、检疫和隔离；动物的编号、饲养和分组；患病动物的治疗；饲料、垫料、饮用水的使用；受试物和对照品的配制和制剂分析；动物给药；动物观察；废弃动物处理；标本和原始数据的采集和分析；数据重测；解剖和病理等）应严格按照试验方案及 SOP 要求执行。③研究记录应当及时、准确、清晰且不易消除，注明记录日期（必要时记录时间）并有记录人签名；数据修改应当保持原记录清晰可辨，并注明修改理由及日期，修改者签名。④直接输入计算机化系统的数据应当有输入人员的确认，计算机系统应能够显示全部数据修改，不得覆盖原始数据；数据修改时应明确修改理由和日期。

（5）对研究中发生的 SOP 偏离、试验方案偏离，相关工作人员应当及时记录并向 SD 或者 PI 书面报告；SD 或者 PI 评估偏离对研究数据可靠性的影响，必要时采取纠正预防措施。

（6）同行评议病理学家选取的标本、病理学同行评议的过程及结果等应当详细记录并可追溯。

（7）实验动物以外的其他实验系统的来源、质量属性、保存、适用性评估、使用等记录完整。

（8）动物出现与受试物无关的异常反应时及时报告 SD 并采取措施。需要用药物治疗的，应经 SD 批准并详细记录治疗的理由、检查情况、药物处方、治疗日期和结果等。

（9）若为多场所研究，分研究场所的研究工作应当遵循 GLP 要求。

4. 总结报告

（1）总结报告内容符合 GLP 要求；涉及同行评议的，总结报告的相关内容应当符合要求；研究被取消或者终止时，应有简要试验报告。

（2）总结报告经 SD 签字批准，并签署批准日期；在多场所研究中，分研究场所的报告应当有 PI 签字并签署日期。GLP 符合性声明应当经 SD 签署，并对试验过程遵循 GLP 情况进行详细描述。

（3）QA 对总结报告进行审核，并签署 QA 声明；QA 的检查计划、检查记录、检查报告所反映的情况应与 QA 声明内容相符。

（4）总结报告应当包括所有 SOP 和试验方案偏离情况及 SD 对偏离情况的评估。

（5）总结报告应当包括实验动物所使用饲料、垫料、饮用水的情况。

（6）总结报告应包括研究期间动物设施环境监控情况。

（7）总结报告的修订或补充应有 SD 的批准、QA 的审核。

（8）总结报告应真实反映原始数据，报告中受试物、对照品信息，实验系统及相关指标检测，数据统计及结果分析等应与原始记录一致。

5. 研究资料

试验方案、原始记录和数据、标本、相关检测报告、受试物和对照品留样、总结报告以及研究有关的其他文件，电子资料等应当及时归档且归档资料内容完整。

九、资料档案

确认申请机构对研究类和非研究类的档案进行了有效管理。该部分检查要点包括但不限于：

（1）由专人负责档案管理。

（2）研究类和非研究类材料归档及归档频率符合要求。

（3）建有档案台账，归档材料分类存储，便于检索和查找。

（4）资料档案室出入有相应控制措施和记录，人员进入应当获得授权，档案借阅有相关记录。

（5）电子数据和备份数据应当完整、可读、易于检索，防止数据的损坏。

十、计算机化系统

确认申请机构用于数据采集、传输、储存、处理、归档等的计算机化系统或者包含有计算机系统的设备（以下简称计算机化系统）管理符合 GLP 要求，所产生的电子数据真实、准确、完整。该部分检查要点包括但不限于以下内容：

（1）计算机化系统安装适当，软硬件、服务器及网络环境具有必要的病毒防护、阻止未经授权访问及不间断电源等安全防护措施。

（2）计算机化系统应经过验证且验证内容符合使用需求；定期进行审查，确保持续符合性能标准；保留相应的验证计划、记录和报告及审查记录。

（3）计算机化系统的使用与管理有不同的权限分配，用户的权限与其承担的职责相匹配。系统用户登录具有唯一性与可追溯性，相应的操作能够追溯到人。

（4）计算机化系统的稽查轨迹功能应当保持开启，记录对系统操作的相关信息，至少应当包括：操作者、操作时间、操作过程、操作原因；数据的产生、修改、删除、再处理、重新命名、转移；对计算机化系统的设置、配置、参数及时间戳的变更或修改。不具备稽查轨迹功能的系统，应有相应的措施，确保系统配置和数据可追溯。

（5）计算机化系统发生故障的相关处理情况应当保留详细记录。

（6）计算机化系统变更（如更换硬件、软件或者系统升级、安装补丁等）应当进行系统评估并保留有相关评估记录或报告；评估结果需进行验证的，应当保留相应的验证计划、记录和报告。

（7）具有计算机化系统在紧急情况下的应急措施（如配备备用电池系统，在计算机故障或停电时有纸质表格记录数据）。

（8）建有系统恢复所需的各种系统文档、重要数据和安装软件文件（如基础性系统软件、数据库软件、应用软件）并制定相应的恢复流程，确保灾难性事件导致系统崩溃时，计算机化系统可以恢复运行。

（9）系统退役时，软硬件及电子数据应当妥善处理，并采取措施保证原系统数据在规定的保存期限内能够进行完整查阅与追溯。

（10）计算机化系统生成的电子数据应当定期备份，备份与恢复程序经过验证；备份文件或媒介的可持续性定期确认，数据的备份与恢复有相应记录。

（11）计算机化系统生成的电子记录或数据真实、准确、完整；电子数据产生、修改、删除、再处理、重新命名、转移等过程可追溯；记录时间与计算机化系统时间的真实性、准确性和一致性。

（12）电子记录或数据应当署名（使用电子签名或打印后手写签名）；电子签名能够追溯至签名人，签名不会被更改删除并仅被签名所有者使用。

（13）电子数据的转移应当进行设计和验证，能保障转移前后数据完整性、一致性。

（14）电子记录与纸质记录并存时，应当明确原始记录的形式。

（15）电子记录保存期间具有防止未经授权更改或删除的措施。

（16）电子数据持续清晰可读，可被随时调取查用。

第二节
判定原则

一、发现问题分级

发现问题分为严重缺陷、主要缺陷和一般缺陷，其严重程度依次降低。

1. 严重缺陷

严重缺陷是指发现问题严重偏离 GLP 要求，存在重大风险，影响机构质量管理体系运行和试验数据可靠性。

2. 主要缺陷

主要缺陷是指发现问题与 GLP 要求有较大偏离，存在较大风险，可能影响机构质量管理体系运行和试验数据可靠性。多个或系统性的主要缺陷可上升为严重缺陷。

3. 一般缺陷

一般缺陷是指发现问题偏离 GLP 要求但尚未达到严重缺陷和主要缺陷的程度。多个或系统性的一般缺陷，可上升为主要缺陷。

二、检查结果判定原则

检查组应当对现场检查发现问题进行分级，结合检查结果判定原则，初步判定申请机构运行和研究实施是否符合 GLP 要求。根据检查组初步检查结果以及申请机构提交的整改报告或者整改计划，对机构实施 GLP 情况进行综合评定。综合评定结果分为"符合 GLP 要求"和"不符合 GLP 要求"。

1. 符合 GLP 要求

属于下列情形之一的，可判定为"符合 GLP 要求"：

（1）未发现缺陷或仅存在一般缺陷。

（2）存在主要缺陷，但整改情况或者整改计划证明机构能够采取必要的措施对缺陷进行改正。

2. 不符合 GLP 要求

属于下列情形之一的，可判定为"不符合 GLP 要求"：

（1）隐瞒有关情况或者提供虚假材料申请 GLP 认证。

（2）拒绝、不配合现场检查，导致无法继续进行现场检查。

（3）存在严重缺陷或多项主要缺陷，显示机构质量管理体系未能有效运行。

（4）整改报告或整改计划不能证明机构采取了有效措施进行改正。

（5）现场检查结束后未在规定期限内提交整改报告或者整改计划。

（6）法律法规规定的其他不符合的情形。

03

第三章
安全药理学简述

第一节
安全药理学概念及发展

一、安全药理学概念

安全药理学的概念最早由瑞士的毒理学家 Gerhard Zbinden 于 20 世纪 70 年代提出，他认为药物对机体功能的毒性反应是不能用经典的毒理学检测手段检测的。临床上通常用血压、心率、呼吸频率、体温及生化指标等的异常来评价药物对机体主要功能的潜在不良反应，很少用组织病理学变化来衡量其毒性反应，药物的非临床毒理学评价与临床安全监测之间存在一些差异，一些药物的不良反应可认为是非期望的药理学效应。早在 1975 年，日本就发布了一些指导原则来指引新药非临床的器官功能研究，这些指导原则可分为级别 A（Category A）和级别 B（Category B）。级别 A 是对心血管系统、呼吸系统、中枢神经系统（central nervous system，CNS）、周围神经系统（peripheral nervous system，PNS）、胃肠道和肾脏进行评估，同时对试验设计（如模型的描述、剂量选择的标准和研究中应包含的观察终点）提出了特别要求。级别 B 是在级别 A 的研究中出现明显或者严重不良反应时进行的其他器官功能研究。1994 年，Kinter 等首次将安全性和药理学研究指导原则中的"次要药效学"与"安全药理学"这 2 个概念区分开来。这 2 个概念成为人用药品技术要求国际协调理事会（The International Council for Harmonisation of Technical Requirements for Pharmaceuticals for Human Use，ICH）的安全性与药理学专家工作组制定与药理学特性相关的 3 个概念（即主要药效学、次要药效学和安全药理学）的依据。

安全药理学这个术语最早于 1997 年出现在 ICH M3，即《支持药物进行临床试验和上市的非临床安全性研究指导原则》（Guidance on Nonclinical Safety Studies for the Conduct of Human Clinical Trials and Marketing Authorization for Pharmaceuticals）中。1998 年，ICH 执行委员会开始采纳安全药理学，并将其命名为 ICH S7，将安全药理学定义为"研究药物在治疗剂量范围内和高于治疗剂量暴露时潜在的或不期望的药理学效应的学科"。2000 年，安全药理学指导原则在 ICH 会议上定稿，重新定为 ICH S7A，即《人用药物安全药理学研究指导原则》（Safety Pharmacology Studies for Human Pharmaceuticals）。同时，ICH 执行委员会采纳专家工作组的建议，形成了评价人用药物潜在延迟心室复极化（QT 间期延长）安全药理学研究指导原则，即现在的 ICH S7B《人用药物延迟心室复极化（QT 间期延长）潜在作用的非临床评价指导原则》［The Non-Clinical Evaluation of the Potential for Delayed Ventricular Repolarization（QT Interval Prolongation）by Human Pharmaceuticals］。指导原则明确将安全药理学定义为一门研究在用量高于治疗量的情况下，药物对机体的生理功能产生潜在的、与靶器官药理作用无关的药效作用的学科。ICH S7A 和 ICH S7B 全面阐述了安全药理学的定义、目的、推荐的研究方法和规定的研究内容，以及有关的研究原则。随后，欧洲、美国和日本的药品监督管理部门以指导原则的形式起草了一般药理学的草案性文件。该指导原则阐明了安全药理学研究的目标和原则，区分了不同类别的研究（安全药理学试验分为：核心组合试验、追加实验、补充实验），建立了开展这些研究与支持临床试验不同开发阶段之间的关系，并包含了对药物非临床研究质量管理规范（good laboratory practice，GLP）的要求。

ICH S7 专家工作组当时深入讨论的一个重要问题是如何评价一种新药在敏感人群中产生罕见且致命的室性心动过速（尖端扭转型室性心动过速）的可能性。临床上，若某药物的药理学作用靶点与心脏无关，则其导致扭转型室性心动过速的概率比较低。但由于其发生的后果往往极其严重，很少可以纠正和治愈，因此，仍然非常有必要利用某种非临床替代系统，采用合适的技术手段，来尽可能预知药物是否可能诱发严重的心律失常和（或）尖端扭转型室性心动过速。因此，ICH S7 专家工作组向 ICH 指导委员会提议，立即启动制定关于药物在心室复极性方面作用的指导原则。2000 年 11 月，ICH 接受该提议，并将该指导原则命名为 ICH S7B，同时将安全药理学研究的指导原则更名为 ICH S7A，即《人用药物安全药理学研究指导原则》。

在 ICH 启动制定 ICH S7B 的相关准备工作 1 年多后，根据美国食品药品监督管理局（Food and Drug Administration，FDA）及药物研发人员的建议，ICH 指导委员会起草了与 S7B 平行的关于可能延迟心室复极化的新药临床试验的指导原则。ICH 采纳了该提议，并将该指导原则命名为 ICH E14，即《非抗心律失常药物致 QT/QTc 间期延长及潜在致心律失常作用的临床评价》（The Clinical Evaluation of QT/QTc Interval Prolongation and Proarrhythmic Potential for Non-Antiarrhythmic Drugs）。2003 年 11 月，ICH 指导委员会要求 ICH E14 和 ICH S7B 专家工作组共同商讨并最终制定各自的指导原则，尤其是在设计评估药物对心室极性（QT 间期）的临床试验时，应特别注意要综合考虑非临床研究的结果。2005 年，ICH S7B 和 ICH E14 均得以发布，至今与 ICH S7A 一同广泛用于指导和规范药物在非临床和临床研究中对心室复极化影响的评价。

随着 ICH M3、ICH S6［《生物制品的临床前安全性评价》（Preclinical

Safety Evaluation of Biotechnology-Derived Pharmaceuticals）〕及 ICH S7 系列指导原则的发布，为了与国际药监部门监管要求接轨，我国药品监督管理部门结合国情，参考我国现有的指导原则和要求，于 2005 年 3 月制定并发布了《中药、天然药物一般药理学研究技术指导原则》（【Z】GPT1-1）；另外，基于我国在 1999 年形成的讨论稿，同时制定并发布了《化学药物一般药理学研究技术指导原则》（【H】GPT3-1）。至此，我国首次在上述 2 个法定文件中提出安全药理学的概念，首次在官方指导文件中将一般药理学研究纳入安全性评价的范畴，明确这 2 个指导原则中所指的"一般药理学"仅限于"安全药理学"的内容。

2013 年 5 月，国家食品药品监督管理总局药品审评中心网站发布了《药物安全药理学研究技术指导原则及起草说明》和《药物 QT 间期延长潜在作用研究非临床研究技术指导原则及起草说明》，在全国范围内进行讨论和公开征求意见。以上 2 个指导原则征求意见稿的发布表明我国对新药安全药理的研究要求与 ICH 指导原则更近了一步。

二、安全药理学的诞生

早在 20 世纪六七十年代，许多制药企业已高度重视"反应停"事件，并加强了药物的非临床毒理学检测。德国赫斯特公司门下的制药公司开始考虑对每个开发的新药均进行全面的"一般药理学"研究，在专业化的药理学实验室内，进行了多系统、多学科的研究，并且强调：①动物实验应用人临床拟用给药途径；②应用比药理学活性剂量稍高的剂量，至少应有 1 个高 10 倍的剂量组；③考虑应用适应证最敏感的动物种属，也可以考虑选择多个种属；④在单次给药不能检测到效应时，应采用多次给药；⑤出现非预期的结果时，一定要进行深入研究。

同时，许多药理学家开展了以器官为主的生理功能检测，作为药物开发的辅助手段。但这些生理功能检测缺乏统一的指导原则，有些指导原则仅是个别国家和地区自己的管理要求，这些指导原则除日本的之外，均不具有特异的、针对性的要求。美国和欧盟的药物管理法规仅提供了评价药物器官系统功能效应的一般参考要求。在新药研究申请和注册中，器官功能评价是不一致的，并且通常被认为是不重要的，没有得到足够的重视。日本于 1975 年颁布了全面的器官功能检测的指导原则，这些指导原则描述了应该如何评价中枢神经系统、心血管系统、呼吸系统等，并对研究设计中的模型、剂量选择标准、指标等提出了特别建议，同时描述了除主要药理学功能和活性研究之外的追加药理学功能和活性研究（次要或一般药理学研究）。在当时，日本的指导原则是最全面的一般药理学研究指导原则，因此，其成为了当时整个制药行业器官功能安全性检测的基础。

三、安全药理学与一般毒理学比对分析

在药物安全性评价过程中，对于生理功能毒性的评价亦具有极其重要的意义，它是对以病理学和生物化学异常为基础的传统毒性评价方法的加强和补充。标准化的非临床毒理学检测程序并不能检测出药物的大部分功能性不良反应。临床观察表明，药物引起的功能性变化比药物引起的病理学和生物化学改变发生更频繁。经典的非临床药物安全性评价往往偏重于组织形态或结构学变化，以病理学为主要的评判依据。药物对生理功能的影响，由于缺乏有效的检测方法和观察手段，而无法被全面地研究，故在非临床毒理学评价和临床安全性监测之间缺乏一个有效的桥梁。安全药理学正是起到连接非临床毒理学评价与临床安全性监测的桥梁作用，它是一门研究与评价药物非主要药理学功效的学科。这些非预期的药理学作用通常是不被期望发生的，甚至是对机体不利的。安全药理学评价与其他非临床药物安全评价的区别在于，安全药理学评价一般是在临床用治疗剂量范围内或之上进行的。安全药理学是评价药物对生理功能（如中枢和周围神经系统、心血管系统、呼吸系统、肾脏和胃肠道功能等）造成的不良反应的学科，研究药物在治疗剂量和开始出现毒性的剂量范围之间对机体的影响。安全药理学与一般毒理学研究的主要差别如表 3-1 所示。

表 3-1　安全药理学与一般毒理学研究的主要异同

项目	安全药理学	一般毒理学
GLP	要求	要求
预测的不良反应类型	类型 A	主要是类型 C-D
主要指标	功能反应/效应	宏观临床体征、ECG、血压、组织病理学等
给药方案	单次给药	重复给药
关键暴露指标	C_{max}	AUC
剂量效应关系	线性或钟形曲线	剂量效应，罕见钟形曲线
化学结构相关	通常有限相关	重要相关
动物性别	通常用雄性	雌雄兼用
风险评价基础	安全范围	NOAEL/暴露
研究设计	已经建立稳定的技术	已经建立稳定的技术

注：预测不良反应类型的描述见第三章第三节中的表 3-2。ECG：electrocardiogram，心电图；AUC：area under curve，曲线下面积；NOAEL：no observed adverse effect level，最大无毒性反应剂量。C_{max}：peak plasma concentration，达峰血药浓度。

从另一个角度来说，安全药理学是药理学中与毒理学有关的 1 个分支，其

目的是考察影响药物临床安全性的药理学活性。安全药理学与毒理学的区别在于安全药理学研究药物对靶器官和主要器官系统的作用及机体功能变化时组织形态学改变与不良反应的可能关系，偏重于在药理作用剂量水平下研究相关器官的功能。而毒理学主要在毒性剂量下研究器官结构、形态、功能的变化，探索毒性特征，偏重于研究药物对临床血液学、组织病理学和总体生存率的影响。从传统意义上来说，安全药理学研究是在毒理学范畴内进行的。此外，生理功能的变化往往不引起器官结构的改变，而且通常发生在较低的剂量，这些剂量并不会引起组织形态或结构的改变，也并不是所有的组织形态或结构改变都会引起明显的机体功能异常。因此，安全药理学与毒理学是相互补充的，都能为新药的安全性评价提供较重要的信息。临床药理学家在进行临床试验设计时通常更看重安全药理学的数据而不是毒理学中组织器官形态和结构的改变。

对于已有临床试验证实的甚至是危及生命的有些药物的严重不良反应，有可能在Ⅲ期临床试验中仍不能被观察到。例如，抗组胺药物特非那定因为引发致命的心律失常而被撤市。在此之前，一般认为只有心脏或心血管系统药物才有引起心脏风险的可能性。当时还没有"安全药理学"这个概念，故应用传统的非临床毒理学评价方法是不可能观察到特非那定所致心律失常这一不良反应的。因为非临床毒理试验是在长期给予具有毒性反应的较高剂量药物的情况下进行的，这就很难检测到治疗剂量下发生的概率较低但却可能致命的不良反应。直到 2000 年，安全药理学才被引进新药研究领域，在药物研发过程中起到衔接非临床与临床的桥梁作用。

第二节
安全药理学研究体系

理论上，安全药理学涉及以下 3 个基本方面的研究：①针对人用治疗新药，安全药理学研究探究该药物可能对人体产生的潜在药效学危害的风险；可以通过新药对中枢神经（或周围神经）系统、心血管系统、呼吸系统，即安全药理学的试验核心组合，以及对其他重要器官系统（如胃肠道、肾脏等补充试验）的功能检测进行评价。②在非临床试验或临床试验中发现药物的有害作用时，可研究观察到的不良效应的潜在机制，可以简化和改善药物风险的综合性评价；根据临床的潜在安全性问题，实施安全药理学的核心组合试验和其他重要器官系统的补充研究。③确定发现的受试物的药效学反应与母体化合物血药峰水平及任何重要代谢物之间的短暂关系；这个信息应用于确定观察到效应的最低剂量，即产生该效应的最小剂量水平（lowest observed effect level，

LOEL）；以及确定未观察到效应的剂量水平（no observed effect level，NO-EL），即没有效应的最大剂量水平。研究母体药物/主要代谢产物和药效学反应之间的关系，确定记录到的受试物的药效学改变是否与动物特异性代谢产物相关；这些数据有助于确定 NOEL 与获得临床药效剂量和血药浓度的安全范围；它们也用于确定新药对人产生的风险，以及确定反应可能发生的时间和观察到任何效应的恢复。例如，如果该反应是特定动物的特异性代谢产物引起的，则该新药具有较小的风险。安全药理学的核心组合试验和任何补充试验对确保人类用药安全非常必要，必须在临床试验开始前（人体试验开展之前）实施，使新药能够进入适当监测水平的临床阶段，当发现存在潜在严重有害效应或发生人类不期望的药效学效应时，应在下一步的安全药理学研究进行补充研究或后续追加研究。

安全药理学面临的挑战是如何将新的技术方法与手段整合到新药安全评价的非临床模型中，从而尽早发现新药的不良反应。现代电生理技术使药物对心肌离子通道和心肌动作电位的影响更易被检测到，遥测技术的发展使药物安全评价工作者能用清醒而非应激状态下的动物来观察药物对心血管系统生理功能的影响。目前，包括安全药理学试验在内的非临床安全评价主要用正常健康的青壮年动物进行，故这些试验结果不一定能反映不同年龄段的人对药物的敏感性。另外，患有心力衰竭、肾功能不全的糖尿病患者，对药物的反应程度也与正常人有一定差别。

第三节
安全药理学研究与不良反应

先导化合物（lead compound）简称先导物，是通过各种途径和手段得到的具有某种生物活性和化学结构的化合物，用于进一步的结构改造和修饰，是现代新药研究的出发点。在新药研究过程中，通过化合物活性筛选而获得具有生物活性的先导化合物是创新药物研究的基础。先导化合物的安全药理学研究的主要目的在于预测临床试验中可能出现的不良反应，以保护临床试验中的受试者。据统计，约 95% 的先导化合物在药物发现和研发过程中（临床试验前）被淘汰，因此，法规要求在药物先导化合物进入临床试验前必须完成一定的安全药理学试验。但在进入临床试验前，对于先导化合物的安全药理学评价并非仅限于完成法规要求的内容，从研发角度来说，首先要完成一定数量的安全药理试验以符合法规的要求。

药物的不良反应可以分为 A、B、C、D、E 类（表 3-2）。安全药理试验可以预测一定的药物不良反应（adverse drug reactions，ADRs）。这些不良反应中，短期、急性的安全药理试验可以预测 A 类不良反应（如剂量依赖性的不良反应），这表明约有 75％的药物不良反应可以通过非临床的安全药理试验进行预测。

表 3-2　药物不良反应分类

分类	描述	发生情况
A 类	剂量依赖的；可以通过主要药效学、次要药效学和安全药理学进行预测	主要的药物不良反应，约占 75％，很少是致命的
B 类	特异质反应，不能预测，也与剂量无关	约占 25％，大部分是致命性的
C 类	长期的适应性改变，可以通过重复给药的毒性试验预测	在一些药中发生较为普遍
D 类	迟发作用，如致癌作用、致畸作用	发生率低
E 类	不连续治疗过程中出现的反弹作用	在一些药中发生较为普遍

调查研究发现，造成药物撤出市场的主要的 ADRs 是与心血管系统、中枢神经系统和肝脏相关的毒性，它们分别占药物撤出市场总原因的 9％～26％（表 3-3）。

表 3-3　药物在临床前和临床阶段研发中止，发生药物不良反应或者撤出市场的主要原因

分类	非临床和临床阶段研发中止原因占比/%	上市药物相关的 ADRs 发生率(药品标签)/%	上市药物相关的严重 ADRs 发生率/%	撤出市场原因占比/%
心血管系统药物	27～34	35	15	19
中枢神经系统药物	14	56	14	12
治疗肝脏疾病的药物	15	11	—	9～26
呼吸系统药物	2～3	32	8	—
治疗胃肠道疾病的药物	3～4	67	14	—
治疗肾脏疾病的药物	2～3	32	2～3	5

安全药理学数据可以辅助先导化合物风险评估，进而使患者能够得到安全有效的药物，同时也可以保证药物的使用是在它最大的安全范围之内。安全药理试验不应局限于法规中描述的核心组合试验。在药物研发过程中，安全药理试验和数据的解释要有更广泛的目的，并结合其他数据（如药物靶点生物学、毒理学和临床药理）以更好地理解先导化合物的整体临床药理；安全药理试验还能够提供一个全面的安全性评价，进而能够帮助在药物研发过程中选择更好的先导化合物，以及在研发的后期阶段降低研发风险。

第四节

安全药理试验特点

一般情况下，安全药理试验的设计并不是固定的，而是根据研究目的不同而变化。安全药理试验主要是单次给药，其研究终点以生理功能异常为主，很少在安全药理试验中加入组织病理学的检测终点。安全药理试验中使用的动物多为雄性动物。安全药理试验中有时会考虑受试物在体内的暴露情况，但多是关注受试物在体内的最大暴露量。安全药理结果的风险评估多是考虑试验剂量与临床药理剂量之间的差别，即安全窗。安全药理试验得到的结果有时是线性的剂量反应关系，有时是钟形的剂量反应关系。

在传统的毒理试验中引入生理检测指标以评价受试化合物对器官或系统（如心血管系统、呼吸系统、中枢神经系统和肾脏等）功能的潜在作用，可以为药物安全性风险评价提供更多信息以弥补传统毒理试验的不足。如果缺乏安全药理数据，很难发现先导化合物对生理功能的潜在有害作用，这违背了非临床试验的目的和要求。

安全药理试验与传统的毒理试验之间的差别还在于，安全药理试验中所观察到的药物相关性的改变不一定是有害作用，而当此作用与其他危险因素结合在一起时或者发生在小部分的易感患者身上，就成了临床安全性的关注点。例如，延迟整流钾电流（I_{Kr}）的药物也可以导致心室复极化延迟（体表心电图上的 QT 间期延长）。这并不是一种有害作用，而且可在大多数患者中出现。但心室复极化延迟是一种危险因素，当它与其他危险因素共存时可以诱导极少数患者发生心律失常。因此，有必要根据药物的临床使用所引起的风险对安全药理结果进行综合评估。

2002 年，国际生命科学研究所对人和动物体内药物毒性的一致性进行了研究，研究方法是收集 12 家制药公司的资料，共计 150 个化学药物和 221 人次的毒性数据。

每个药物收集的资料包括：①适应证（如肿瘤、感染、炎症、神经疾病、心血管疾病、肾脏疾病）；②在治疗期间出现的靶器官/系统毒性，如皮肤、尿道、胃肠道、血液系统、肝胆系统、神经系统的毒性；③研究应用的药物种类和给药持续时间，在该研究时间内，首次出现对人与动物相同的毒性的时间。

结果发现：①人体不良反应与动物毒性阳性反应的一致性大约为 71%，也就是说 71% 的人体靶器官毒性反应可由 1 种或多种动物的毒理试验来预测。另外 29% 的人体不良反应无法依靠动物试验预测。非啮齿类（首先是犬）能预测药物全部人体毒性的 21%；啮齿类（首先是大鼠）能预测全部人体毒性的 7％；非啮齿类加啮齿类的试验可以预测全部人体毒性的 36％。②动物毒性靶器官和人的一致性研究结果表明，动物毒性试验中与人体毒性反应高度一致的器官和系统为胃肠道、血液系统和心血管系统；与人体毒性最不一致的器官是皮肤。③非啮齿类和啮齿类动物在毒理学评价中存在一些差异，如非啮齿类在预测药物心血管系统和胃肠道毒性方面优于啮齿类；对于抗肿瘤药物，犬能很好地预测胃肠道毒性，而猴则出现呕吐抗拒。④通过分析动物毒性与人体毒性一致性的药物类型发现，能够最佳预测其毒性的药物是抗癌药物、抗病毒药物、治疗心血管系统的药物。⑤动物研究中首次发现有关毒性的时间（与人各种毒性反应相应的动物靶器官毒性反应），94％是在 1 个月或更短的时间内，有些动物毒性在 1 次给药后就可观察到，其中 25％的结论来自安全药理学研究。调查研究结果见表 3-4 和表 3-5。

表 3-4　毒理学评价中动物模型可以预测及不能预测的人类药物不良反应

类别	临床不良反应	动物预测
中枢神经和行为的不良反应的预测	瞌睡	Y
	昏睡	Y
	视觉模糊	Y
	头晕	N
	失眠	Y
	眩晕	N
	抑郁	Y
	活动增加	Y
	头痛	N
	耳鸣	N
	紧张不安	Y
	镇静	Y
	震颤	Y
	疲劳	N
	软弱无力	Y
胃肠道不良反应的预测	呕吐	Y
	恶心	N
	上腹部不适	N
	腹泻	Y
	便秘	Y
	食欲增减	Y
	体重增减	Y

续表

类别	临床不良反应	动物预测
其他不良反应的预测	血压变化	Y
	心率变化	Y
	鼻塞	Y
	口干	Y
	出汗	Y
	皮炎	Y

注：Y：可以预测；N：不能预测。

表 3-5　药物对人和动物毒性在靶器官的一致性　　　　单位：个

项目	皮肤	心血管	胃肠道	血液	肝胆	神经
一致性评价	5	29	35	10	17	31
非啮齿类评价	1	16	16	0	7	11
啮齿类+非啮齿类评价	1	12	18	10	8	17
啮齿类评价	3	1	1	0	2	3
不一致性评价	9	5	6	1	14	13

　　动物和人群的新药不良反应主要体现在结构、生化和生理状态的异常。非临床新药安全性评价中，传统毒理试验主要关注药物对结构和生化的影响，因此，对结果的评价也主要依赖于器官的病理组织学检查和临床病理检测。新药在生理上或者功能上的检测在早期却被排除于药物安全性评价之外。在几十年的药物研发过程中，人们逐渐意识到药物在临床应用中表现出来的不良反应大多是功能性的药物不良反应，而这些药物不良反应在非临床标准毒理学研究中是观察不到或检测不到的。临床上出现的组织器官形态和生化方面的不良反应，更多是由这些功能性副作用引起，而不是来源于毒性作用。目前参加新药早期临床试验的健康志愿者和患者，其发生严重不良反应或死亡的极少；但一旦发生，后果大多都很严重。这些严重不良反应所波及的器官或系统大多是心血管系统（如发生低血压、高血压和心律失常）、中枢神经系统（如发生癫痫）、呼吸系统（如发生哮喘、支气管狭窄）和肾脏（如发生肾小球滤过障碍），并且通常是严重的突发事件。

　　为了保证药物安全，ICH S7A 指导原则提出了新药对器官功能影响的评价方法，即对所有候选药物除进行安全药理学的核心组合试验外，还需根据研究结果来开展后续追加研究和补充研究，总的原则是：①对于核心组合试验，根据可能对人类生命产生急性功能障碍的问题，选择心血管系统、呼吸系统、中枢神经系统功能检测。基于对人类相关安全性问题的考虑加入其他器官或系统（如胃肠道、肾脏等）检查。②选择的试验模型、指标、研究设计应该与潜在的人类反应的预测情况相关。最好选择清醒动物，在动物不紧张、没有应激的条件下试验，试验应该符合动物福利指导原则。③首先考虑采用临床给药途径，除非有理由认为其他给药途径合适。例如，静脉给药可以获得较高的母体药物的血药水平，在实验动物种属口服生物利用度较低的情况下，可以选择静脉给药。④在试验结果和分析方面，采集可能用于确定反应的产生、药理作用持续时间、药理作用恢复的一段时期的数据，这个数据采集时期将取决于所选种属给药后的药代动力学或毒物代谢动力学特征，至少包括获得母体药物的最大血浆浓度和任何重要代谢物最大血浆浓度的时间。在终止数据采集之前，覆盖5～7个半衰期，以证明药效学效应的浓度-效应关系。在早期临床阶段检测到的人类特异性代谢产物，应该在非临床安全药理学研究中有所考虑，以确保药物安全性。不同的制药企业对安全药理学研究的实施可能不同，但基本采用以下原则：①药物选择阶段，主要进行体外和体内的心血管系统研究，主要关注心室复极化，而对中枢神经系统的研究较为次要；②非临床安全评价阶段，实施ICH S7A的核心组合试验、后续追加研究和补充研究；③临床开发早期，在具体问题具体分析的基础上选择研究方法。

从一定程度上来说，ICH S7A指导原则对药品监管部门及制药企业进行安全药理学评价的策略与方针有多方面的影响。目前全球范围内各制药企业进行安全药理学评价的策略均有不同。在新药筛选的早期主要进行一些体外心血管系统的试验，重点是心肌的去极化方面，中枢神经系统的安全性评价较少展开。在新药开发的后期，当先导化合物选定后，通常按ICH S7A开展功能组合试验进行安全评价及补充和追加安全药理学评价。一旦进入临床试验，药物的安全评价有时是按个案进行的。总之，安全药理学的设计和试验研究都是以临床试验人员或患者的安全为前提的。ICH S7A和ICH S7B等指导原则被制药界成功用于指导新药开发的研究。安全药理中的功能核心组合试验均须在药物首次应用于人之前完成。

第五节
药物研发过程中安全药理学的作用

安全药理学的研究虽然主要关注非临床阶段，但它自始至终贯穿于整个药物研发进程，包括新药发现阶段、新药临床研究申请（investigational new drug，IND）阶段及新药临床试验阶段。

安全药理学在新药发现阶段主要利用体内、体外的筛选评价模型对拟定的候选化合物进行筛选，其结果可作为此候选化合物是否需要继续进行开发的主要依据之一。由于此阶段主要以体外筛选模型为主，因此，若出现阴性结果并不能排除此药在安全药理学方面的担忧，需要在 IND 阶段继续进行评价；如果体外筛选中出现阳性结果，视其性质和程度的不同，需要考虑是否进行体内筛选或者中止研发等。在新药发现阶段的某些安全药理试验也可能为此新候选化合物寻找到新的药效/毒性靶点，特别是小分子化合物。有些药物由于用药方式、治疗靶点及其他相关因素的影响，在新药发现阶段及整个药物研发阶段可以考虑少做或免做安全药理试验，如体内血药浓度低或在其他组织器官分布很少的局部用药（如皮肤、眼科用药等）。通常而言，当候选先导化合物确定后，在遵从 GLP 条件下进行安全药理试验是为了确定候选的先导化合物对人的安全程度。但近来，越来越多新药研发策略是在新药早期筛选阶段开展安全药理试验以利于候选先导化合物的筛选。这可以降低人用药时的风险和研发成本。

当新药拟进入 IND 阶段，则需要在 GLP 条件下开展一系列试验，其中，安全药理试验是必须进行的项目。核心组合试验应遵守 GLP，深入的追加研究和补充试验也应最大限度地遵守 GLP。如果作为毒性试验的一部分，更应符合 GLP 的要求。在一些安全药理试验中，由于特殊的试验设计和实际情况，不可能完全符合 GLP 的要求，即使在这种情况下也要通过适当的试验记录和资料保管等手段，尽可能确保数据的完整、准确，并能够追溯整个试验。核心组合试验结果应该结合其他非临床研究信息决定是否需要进行补充和（或）追加的安全药理研究。在 GLP 条件下开展体内、体外试验的目的是得到高质量、可靠的数据，为新药临床试验提供较好的数据基础。

当新药经过 IND 批准进行临床试验后，一般不考虑做单独的安全药理试验，多数安全药理指标会整合到满足Ⅱ期或者Ⅲ期临床试验的毒理试验中。但临床试验中出现的安全药理学方面的不良反应可以结合非临床数据进行分析，或者对非临床数据进行再分析，或者进行相关的针对性强的安全药理试验，以确定临床安全药理不良反应的一致性和（或）不一致性。

因为在新药研发阶段的安全性评估结果对是否继续研发候选化合物起着至关重要的作用，而安全药理结果又是重要的安全性评估结果之一，所以它在候选化合物筛选过程中的作用是不言而喻的。安全药理在候选化合物筛选中的策略和作用见表 3-6、表 3-7。

表 3-6　药物从发现到非临床开发过程中的安全药理试验

项目	靶标确定和证实	先导化合物选择和优化	候选药物证实	非临床药物特征描述
效应评价	—	在体外和体内疾病模型中筛选	在标准疾病模型中筛选(临床给药途径)	—
ADME 资料	—	①生物信息学资料;②简单分析方法;③膜渗透性;④血浆稳定性;⑤CYP 筛选	①优化分析方法;②口服生物利用度;③基础药物动力学(PK/PD 关系);④代谢方面	①被证实的分析方法;②全面的药代动力学;③GLP 符合性毒代动力学;④代谢物的确定
毒理学及安全药理学	①毒理学研究概述;②识别潜在毒理学问题:结构预测、系列化学物的试剂经验、计算机模拟预测毒理学;③替代毒理学筛选:细胞毒性评价、其他替代方法	①离靶筛选;②细胞毒性;③预试 Ames 筛选;④hERG 结合	①最大耐受量;②大鼠重复 7~10 天的毒性研究;③预试 CVS 药理学(麻醉大鼠)	法规毒理学试验:①GLP 啮齿类急性毒性试验;②GLP 大鼠和犬亚慢性重复给药毒性试验;③GLP 遗传性标准组合试验;④GLP 大鼠和犬安全性药理试验(CVS、CNS 和呼吸系统)
药剂学	—	①原型剂型;②溶解性;③稳定性评价;④结构特征;⑤预试杂质确定和开始分析	①GLP 毒理学试验剂型(较大剂量、最大限度的稳定性、较安全的溶剂等);②详细描述物理化学特征;③进一步分析杂质和剂型	①ICH 稳定性试验;②GLP 剂型的杂质分析;③原型临床剂型

注：CYP：cytochrome P450 proteins，细胞色素 P450；PK：pharmacokinetics，药物动力学；PD：pharmacodynamics，药效学；Ames：bacterial reverse mutation，细菌回复突变；ADME：Absorption、Distribution、Metabolism、Excretion，吸收、分布、代谢、排泄；hERG：human Ether-a-go-go Related Gene，人类乙醚基因。

表 3-7　候选药物非临床及临床研究内容

阶段	研究内容
先导化合物优化/药物发现	①短期毒理学研究;②遗传毒理学研究;③受体结合研究;④确定候选药物
非临床研究	法规毒理学研究:①GLP 一般毒理学研究(≤30 天);②GLP 遗传毒理学研究;③GLP 毒代动力学研究;④确定 FHD(首次人体剂量)
Ⅰ期临床研究	
Ⅱ期临床研究	①GLP 长期毒性研究(>3 个月);②GLP 发育毒理学研究(大鼠和家兔)、大鼠生殖毒性研究;③对环境影响的评价;④确定 PD
Ⅲ期临床研究	①GLP 致癌试验;②全面的毒理学综述;③毒理学专家评述;④确定递交新药申请
投放市场	毒理学研究支持:①改变给药方式;②新剂型开发;③联合用药的研究

综上所述，安全药理学通过不断出现的新技术和新方法进行自我更新，适应药物安全性评价的要求。其结果也会不断促进药物研发和安全性评价。各个系统和器官的安全药理评价并不是一个独立的过程。由于技术的革新，许多系统或者器官可以在同一个试验中进行评价。例如，安全药理遥测系统的发展使得一个安全药理试验既可以检测心血管功能，也可以检测呼吸系统功能，同时与摄像系统合用后还可以评价新药对部分中枢神经系统的影响。根据新药的特点，有些安全药理试验不易或者不必独立进行，而是整合到毒理试验中，使从实验动物采集到的数据最大化。但是与毒理试验的整合也要考虑试验设计和技术操作等因素，包括整合试验对安全药理数据可靠性的影响。

目前，新药的安全药理评价主要集中在非临床阶段。但需要将临床试验中出现的不良反应及药物上市后人群使用时出现的不良反应与非临床的试验结果进行比对整合。这样，以转化医学为背景的安全药理策略必然会促进药物研发，增强非临床安全药理数据的有效性，为药物研发的各个阶段的决定提供有力的证据。

安全药理学的未来将面临药物开发，科学、技术的进步和管理上的挑战。随着分子生物学和生物技术等的进步，新的药物作用靶点被不断发现，对有些全新的靶点，应用当前技术可能存在无法检测出有害效应的风险。故在药物的研发过程中，安全药理学面临的新挑战是在非临床研究模型评价新药时，研究和建立新的安全风险检测方法与手段来识别可能对人类产生的安全风险。

参考文献

［1］李波.安全药理学的国内外发展概况［J］,中国新药杂志,2004,13(11):964-968.

［2］王玉珠,王海学,王庆利.新药临床试验前安全药理学研究的发展过程［J］.中国临床药理学杂志,2011,27(7):557-560.

［3］袁伯俊,廖明阳,李波.新药毒理学实验方法与技术［M］.北京:化学工业出版社,2007.

［4］Authier S, Tanguay J F, Fournier S, et al. Conscious and anesthetized non-human primate safety pharmacology models: hemodynamic sensitivity comparison. J Pharmacol Toxicol Methods. 2008;58(2):94-98.

［5］Authier S, Tanguay J F, Gauvin D, et al. A cardiovascular monitoring system in conscious cynomolgus monkeys for regulatory safety pharmacology［J］. Journal of pharmacological and toxicological methods, 2007, 56(2):115-121.

［6］Bahri S, Curis E, EL Wafi F Z, et al. Mechanisms and kineties of citrulline uptake in a model of human intestinal epithelial cells ［J］, Clinical nutrition, 2008, 27(6):872-880.

［7］ Baldrick P. Safety evaluation to support First-In-Man investigations I：kinetic and safety pharmacology studies ［J］. Regulatorytoxicology and pharmacology，2008，51（2）：230-236.

［8］ Bass A S，Vargas H M，Valentin J P，et al. Safety pharmacology in 2010 and beyond：survey of significant events of the past 10 years and a roadmap to the immediate-intermediate-and long-term future in recognition of the tenth anniversary of the safety pharmacology society ［J］. Journal of pharmacological and toxicological methods，2011，64(1)：7-15.

［9］ Casarett L J，Doull J，Klaassen C D，Casarett and Doull's toxicology：the basic science of poison ［M］. 7th ed，New York：Mcgraw-hill companies，2008.

［10］ Cavero I. Safety pharmacology society：7th annual meeting19-20 September 2007，Edinburgh，UK ［J］. Expert opinion on drug safety，2008，7(1)：91-100.

［11］ Chaves A A，Keller R W J，O'sullivan S，et al. Cardiovascular monkey telemetry：sensitivity to detect QT interval prolongation ［J］. Journal of pharmacological and toxicological methods，2006，54(2)：150-158.

［12］ Chiang A Y，Smith W C，Main B W，et al. Statistical power analysis for hemodynamic cardiovascular safety pharmacology studies in beagle dogs ［J］. Journal of pharmacological and toxicological methods，2004，50(2)：121-130.

［13］ Davila J C，Cezar G G，Thiede M，et al. Use and application of stem cells in toxicology ［J］. Toxicologicalsciences，2004，79(2)：214-223.

［14］ Dewhurst M，Adeyemi O，Harris J，et al. Application of modified ECG lead placement technique in rat telemetry safety studies：outcome and potential use ［J］. Journal of pharmacological and toxicological methods，2008. 2(58)：158.

［15］ Easter A，Sharp T H，Valentin J P，et al. Pharacological validation of a semiautomated in vitro hippocampal brain slice assay for assessment of seizure liability［J］. Journal of pharmacological and toxicological methods，2007，56(2)：223-233.

［16］ Egan W J，Zlokarnik G，Grootenhuis P D J. In silico prediction of drug safety：despiteprogress there is abundant room for improvement ［J］. Drug discovery today：technologies，2004，1(4)：381-387.

［17］ Hodgson E. A textbook of modern toxicology ［M］. 4th ed. New Jersey：John Wiley& Sons，2010.

［18］ Gad S C. Animal models in toxicology ［M］. 2nd ed. Boca Raton：CRC press，2007.

［19］ Gad S C. Preclinical development handbook：toxicology ［ M ］. New Jersey：John Wiley& Sons，2008.

［20］ Gad S C. Safety evaluation of pharmaceuticals and medical devices：international regulatory guidelines ［M］，New York ：Springer，2011.

［21］ Gsuter J C. Drug safety evaluation：methods and protocols ［ M ］. New York：Springer，2011.

［22］ Hamdam J，Sethu S，Smith T，et al. Safety pharmacology：current and emerging concepts [J]. Toxicology and applied pharmacology, 2013,273(2):229-241.

[23] Huang J S, Chuang L Y, Guh J Y, et al. Effect of taurine on advanced glycationend products induced hypertrophy in renal tubular epithelial cells [J]. Toxicology and applied pharmacology,2008,233(2):220-226.

[24] Jorkasky D K. Biomarkers in drug development: a handbook of practice, application and strategy [J]. Britishjournal of clinical pharmacology,2010,70(1):151.

[25] Kennedy T. Managing the drug discovery/development interface [J]. Drug discovery today,1997,2(10):436-444.

[26] Laverty H G, Benson C, Cartwright E J, et al. How can we improve our understanding of cardiovascular safety liabilities to develop safer medicines[J]. British journal of pharmacology,2011,163(4):675-693.

[27] Lazarou J, Pomeranz B H, Corey P N. Incidence of adverse drug reactions in hospitalized patients: a meta-analysis of prospective studies [J]. JAMA, 1998, 279 (15): 1200-1205.

[28] Murphy D J. Assessment of respiratory function in safety pharmacology [J]. Fundamental & clinical pharmacology,2002,16(3):183-196.

[29] O'brien P J. Cardiac troponin is the most effective translational safety biomarker for myocardial injury in cardiotoxicity [J]. Toxicology,2008,245(3):206-218.

[30] Pirmohamed M, James S, Meakin S, et al. Adverse drug reactions as cause of admission to hospital: prospective analysis of 18 820 patients [J]. The British medical journal,2004,329(7456):15-19.

[31] Prozialeck W C, Edwards J R, Vaidya V S, et al. Preclinical evaluation of novel urinary biomarkers of cadmium nephrotoxicity [J], Toxicology and applied pharmacology,2009, 238(3):301-305.

[32] Redfern W S, Wakefield I D, Prior H, et al. Safety pharmacology: a progressive approach [J]. Fundamental & clinical pharmacology,2002,16(3):161-173.

[33] Richards F M, Alderton W K, Kimber G M, et al. Validation of the useuf zebrafish larvae in visual safety assessment [J]. Journal of pharmacological and toxicological methods, 2008,58(1):50-58.

[34] Tiwari R M, Sinha M. Veterinary toxicology [M]. Narayan Niwas: Oxford book company,2010.

[35] Valentin J P, Bass A S, Atrakchi A, et al. Challenges and lessons learnedsince implementation of the safety pharmacology guidance ICH S7A [J]. Journal of pharmacological and toxicological methods,2005,52(1):22-29.

[36] Valentin J P, Hammond T. Safety and secondary pharmacology: successes, threats, challenges and opportunities [J]. J Pharmacol Toxicol Methods, 2008,58(2):77-87.

[37] Vargas H M, Amouzadeh H R, Engwall M J. Nonclinical strategy considerations for safety pharmacology: evaluation of biopharmaceuticals [J]. Expert Opin Drug Saf,

2013,12(1):91-102.

[38] Venkatapathy R, Wang C Y, Bruce R M, et al. Development of quantitative structure-activity relationship(QSAR) models to predict the carcinogenic potency of chemicals I. Alternative toxicity measures as an estimator of carcinogenic potency [J]. Toxicology and applied pharmacology,2009,234(2):209-221.

04

第四章
安全药理学研究进展与现状

第一节

ICH 对安全药理学相关指导原则的更新与修订

人用药品技术要求国际协调理事会（ICH）是一个国际性非营利组织，该组织成立于 2015 年 10 月，其发布的技术指南已经成为国际药品注册领域的核心规则制订机制。

2017 年 6 月，我国国家食品药品监督管理总局成为 ICH 正式成员，2018 年 6 月，当选为 ICH 管理委员会成员。中国将逐步转化实施 ICH 的各级指导原则。

一、 ICH 对安全药理学研究的发展要求

安全药理学作为新药非临床安全性评价系统中一项重要组成部分，一直受到各国药品监督管理部门和新药研发人员的重视和关注。1997 年 7 月，ICH 发布了 ICH M3 和 ICH S6。ICH M3 指出，安全药理学研究包括对重要生命功能（如心血管系统、中枢神经系统和呼吸系统功能）的评估。ICH S6 提出，安全药理学研究应采用合适的动物模型，考察药物对生理机能潜在的非预期作用。ICH M3 和 ICH S6 均要求在非临床安全性评价中必须进行安全药理学研究，用于支持药物的人体临床研究。

2000 年 11 月，ICH 正式发布了 ICH S7A。该指导原则统一和规范了安全药理学研究的定义、目的、试验设计、试验内容和相应的技术方法，在全世界范围内促进了新药安全药理学这一学科的形成和发展。

2014 年 5 月，我国国家食品药品监督管理总局紧跟国际前沿，参照 ICH S7A 要求，颁布了《药物安全药理学研究技术指导原则》，旨在进一步提升我国安全药理学的研究规范和技术要求。

二、 ICH 对于非临床评价 QT 间期延长的特别要求及最新进展

1. ICH S7B

药物延长心电图 QT 间期引发心律失常，特别是致命性的尖端扭转型室性心动过速（TdP）的风险已被新药研发行业广泛认知。2005 年 5 月，ICH 正式颁布 ICH S7B。该指导原则主要提供了关于药物 QT 间期的非临床研究及综合风险评估策略，制订心室复极化延迟和 QT 间期延长研究方案，是关于心脏

非临床安全性评价的框架性指南。鉴于药物对内向整流钾电流（I_{K1}）的抑制作用是药物引发人 QT 间期延长的主要机制，所以 ICH S7B 中体外试验主要推荐采用原代心肌细胞或表达 hERG 钾离子通道的人源细胞来评价药物对 I_{K1} 的影响。同期，ICH 还发布了与 ICH S7B 相关的临床试验指南 ICH E14，规范了在临床研究中如何确定新药的心脏安全性。ICH S7B 和 ICH E14 中关于非临床和临床研究评价的结合，有助于促进人们对新药导致心律不齐的危险性做出整体性的判断。

2014 年 5 月，我国国家食品药品监督管理总局参照 ICH S7B 要求，颁布了《药物 QT 间期延长潜在作用非临床研究技术指导原则》，保证了我国药品监管部门对安全药理学研究要求与国际要求的一致性。

2. ICH E14/ICH S7B Q&A 及其修订进展

近年来，以 hERG 钾通道阻断和 QT/QTe 延长为核心的评估策略逐渐暴露出其局限性，与此同时，借助各种电生理、分子生物学及光成像等技术手段，人们对心律失常机制认识不断深入。2014 年，FDA 提出了综合性离体致心律失常风险评估（CiPA），并推动 ICH E14/S7B 的修订。新的 CiPA 评价策略主要根据药物对多通道的影响，由计算机模拟系统预测致心律失常的风险高低。CiPA 建议研究内容包括三部分：①在体外可利用表达克隆的人各种离子通道蛋白的细胞系评价药物对心肌 Na^+、K^+（包括 I_{K1}、I_{K5} 及 I_{Kr}）、Ca^{2+} 等多种离子通道的影响；②运用计算机模拟系统预测药物对上述各种通道的作用将如何影响心肌细胞动作电位（action potential，AP）；③在人源干细胞分化心肌细胞（hSC-CMs）上验证药物对电生理的影响。

2018 年 11 月，ICH 大会正式核准成立 E14/S7B 实施工作组（Implementation Work-ing Group，IWG）来修订 ICH E14/ICH S7B Q&A，其分别于 2018 年 11 月的美国夏洛特会议和 2019 年 6 月的荷兰阿姆斯特丹会议上，制定了相关技术文件草案。美国夏洛特会议主要探讨了计算机模拟技术，离子通道技术，数据的分析方法及标准化，细胞的来源，对照、参考化合物，人源干细胞（induced pluripotent stem cells，iPS）在 CiPA 中的作用，人诱导多能心肌干细胞的方法学验证，人体心肌细胞模型预测心律失常等内容。荷兰阿姆斯特丹会议主要探讨了体外试验的回顾及试验方法、数据质量的一致性、心律失常模型、风险评估的 Q&A 及决策树、大分子药物进行 QT 研究的方法、ICH E14 风险评估的 Q&A、低生物利用度/高心率药物的风险评估、综合风险评估等内容。

根据 ICH IWG 会议精神，ICH E14/S7B Q&A 的具体内容主要包括：①离体实验数据收集、分析及解释规范；②ICH S7B 核心组合在体试验的考虑；③计算机模型、离体及在体试验等促心律失常模型的原理，以及在体试验设计的标准化及敏感性、浓度-QT 分析；④结合 ICH S7B 和 ICH E14 进行综合风险评估的实例回顾；⑤对心律有影响的药物、不能进行 QT 研究的抗肿瘤药物的要求；⑥大分子药物的考虑：确定不需要进行 QT 评估的"大分子"的阈值等；⑦心电图指标数据：临床和非临床生物学指标，回顾性、前瞻性分析，数据来源、分析与解释；⑧建立决策树等。

ICH 后续将进行征求意见的审议并修订 ICH E14/S7B 的 Q&A。修订工作具体分两阶段完成：

（1）明确如何将体外、计算机模型和体内试验标准化并应用的 Q&A；考虑这些推荐方法对临床评价的影响（当对 ICH E14 临床评价方法有疑问时），如临床 QT 评估受心率变化影响、临床不能检测超治疗浓度、临床无安慰剂组等。

（2）主要包括对 ICH S7B 和 ICH E14 创建预测算法或模型结果的 Q&A，标准化的试验方法（计算机模型和体外人心肌细胞研究中，提供实验条件、数据质量和报告标准），预测心律失常模型的指标，提供心电图和（或）不良事件数据的临床试验设计和解释信息，使用人心肌细胞评估药物的电生理效应，心律失常模型及心电图生物标志物数据，详细定义可能不需要 QT 重点临床评估的低或无风险测试项目，并对需要额外数据的建议等方面进行确定。ICH E14/S7B Q&A 于 2022 年通过了新修订版本。目前，ICH E14/S7B Q&A 的最新进展已聚焦于如何更好地利用非临床实验数据，并已进入第三阶段征求意见。

第二节
中枢神经系统安全药理学发展概况

近年来，随着药物神经系统毒性被越发重视，CNS 安全药理的早期筛查也越来越受到关注。其中，以细胞培养、组织培养等试验方法为基础，利用生物化学、分子生物学、电生理学、形态学检验及各种组学技术，使得毒物暴露致神经系统结构或功能损伤的体外评价系统得到了很好的发展。例如，细胞模型，除了常用的 LUHMES、PC12 细胞，诱导性多能干细胞（iPSC）近年来已被广泛用于神经疾病发病机制和药物神经发育毒性的研究，神经干细胞模型则能通过药物对神经干细胞体外生长发育指标的影响来评价其可能存在的神经毒性。

ICH S7A 要求的哺乳动物体内 CNS 评价测试方法主要包括 lrwin 或 FOB 试验，一般以大鼠或小鼠为测试系统。近年来，随着生物技术药物持续的研发热潮，非人灵长类动物作为许多抗体或蛋白类药物的药理相关实验动物种属，成为了非临床安全性评价中的重要实验动物。对于将猴作为唯一药理学相关种属的试验，猴FOB试验在评价药物对CNS的潜在作用时具有重要意义。Gauvin等于2008年报道了猴FOB试验方法，目前已有多个国际和国内药物研发外包服务公司（contract research organization，CRO）在其基础上建立了自己的猴FOB试验系统。由于非人灵长类动物的药效或毒性反应易受到社会变量的影响，因此，群居条件下所获得的数据更接近人类精神神经行为和疾病过程。而应用视频跟踪系统获得图像后定量分析神经系统指标变化，将获得更为准确的评估结果。因此，利用人工智能学习技术进一步发展对试验中的视频结果（如动物行为学变化，甚至是面部特征变化）进行记录和评价等成为该领域的拓展方向。

一、计算毒理学与人工智能技术在综合评估的应用

21世纪，毒性测试和风险评估的愿景旨在通过定量体外-体内外推技术（quantitative in vitro to in vivo extrapolation，QIVIVE）增加人类相关体外模型系统的使用，以减少、完善并最终取代动物模型的使用。20世纪初，神经网络模型已被报道用于化合物神经系统毒性的高通量早期筛查，随后越来越多的计算模型被应用到安全风险的预测和评估中，并得到快速发展和应用。用建模和仿真来实现毒理评估的转化，能够观察到毒性效应的相关浓度从体外到体内的情况。例如，分布生物动力学建模可以从体外细胞测定系统中测试化合物的合成，可以预测游离培养基的浓度和细胞内浓度。相应的理化性质［如分配系数（logPow）、解离常数（pK_a）、溶解度］和体外测定的条件（如细胞类型、细胞数、培养基组成），均被认为与推动体外到体内定量的转化毒理学终点密切相关。基于全身的生理学药代/生理学毒代动力学（PBPK/PBTK）的建模和仿真可以预测人体对化合物的全身和组织暴露的非临床动物模型。因此，PBPK/PBTK模型不仅可以告知体外毒物动力学到体内的转化，也有助于动物到人类的种属间的转化。整合这2个模型方法，体外确定的有效浓度可以被校正为与体内相关的驱动浓度，然后，通过反向剂量法将其转换为人等效剂量下的血浆浓度或目标组织浓度，通过模拟可以预测被鉴定为有害的体外PBTK模型。Bal-Price A等应用不良结局路径（adverse outcome pathway，AOP）概念，对已知对于CNS和PNS的正常功能至关重要的多种细胞和分子过程进行了总结。由于CNS和PNS的生物学特性和功能复杂性，在化学暴露导致神经系统不良结局的途径之间建立因果关系和定量关系一直具有挑战，而这种作用机制明确的综合测试和评估方法（integrated approach to testing and assessment，IATA）可能具有开发前景。

二、中枢神经系统核心组合安全药理试验

CNS 核心组合试验是一些常规的、标准化的快速测试，这些测试通常也可在药物研发的早期阶段被用于测试先导化合物是否有潜在的 CNS 风险。这类早期测试通常在大鼠上进行。ICH S7A 主要建议的核心组合试验包括临床观察、自发活动和运动协调。日本《药物非临床试验指导原则手册》的第一级研究中除了 ICH S7A 的建议外，还包括了惊厥阈值、安眠药的相互作用和疼痛阈值的测定。ICH S7A 中建议这类核心组合试验均应参照 GLP 法规执行。

实际上，类似 Irwin 试验这种利用标准化方式对药物进行系统观察的方法原则上可以用于其他动物种类（甚至可以用于人）。而 ICH S7A 中也提到可以使用功能组合试验作为 CNS 核心组合试验。

三、中枢神经系统补充和追加安全药理试验

中枢神经系统补充和追加安全药理试验的范围涉及更广泛，通常会涵盖认知功能（学习、记忆和注意力）、脑功能和药物依赖/滥用测试。由于这类研究的复杂性，目前还没有办法将其标准化，故没有要求其必须遵循 GLP，但必须按照国际公认的科学的方法进行。

四、脑电图研究

电生理学范围广泛，涵盖从体外研究（如细胞内外动作电位）到整个动物的体内研究（如脑电图）。脑电图研究本身是一个非常宽泛的概念，涉及大脑电活动的各个方面，从头盖骨外的表层记录到脑内的深度电极记录（自发性生物电位）。而作为追加的 CNS 安全药理研究，脑电图研究主要涉及清醒自由活动动物的定量脑电图和睡眠/觉醒周期。

五、 CNS 安全药理学新技术与未来研究趋势

脑成像、神经递质监测、脑电监测等方面的新技术在近 20 年来被广泛地运用于脑科学研究中。例如，脑电监测是一个长期持续性的过程，从 24 小时到几个星期，并且需要避免在测试过程中引入麻醉剂、应激反应等干扰因素，故植入式遥测技术在中枢神经系统研究中有着天然的技术优势，即使用清醒自由活动的动物进行长期监测。遥测技术已被广泛地应用于基础脑电研究、睡眠研究、癫痫研究，辅助研究者做出了许多高质量创新研究，并取得了重大成果。

此外，还可以将遥测系统和视频监测系统与动物行为学系统联合使用。例如，通过优化手术方法，联合视频技术，建立可长期连续监测清醒自由活动下大鼠大脑皮质、海马的脑电图、肌电图和行为活动度的动物模型。该模型首次将遥控监测动物脑电图技术和视频技术结合起来，同步研究药物对动物行为活动和脑电图的影响，且动物可在清醒自由活动状态下被长期连续监测，这为中枢神经系统药理学和新化合物安全性评价提供了一个新的强有力的动物模型。

未来中枢神经系统安全药理学的研究趋势主要体现在以下几个方面：

（1）FOB试验的不断完善和标准化

与人类一样，动物也具有社会行为，群养的动物间会形成从属关系，不同阶级的成员之间会表现出不同的社交行为。与自然界不同的是，在实验室条件下饲养的动物，一般以单性别为一个群体，动物的社会行为会发生改变。因而，在FOB试验的笼内观察中，不应只是单纯检查动物的一般生理状态，更应该关注药物对于动物行为学的影响，并增加相应的观察和描述标准。例如，社会行为包括玩耍、顺从、威胁和攻击。另外，随着社会行为视频分析手段的不断发展，大鼠和小鼠步态分析系统、视频追踪、射频识别（radio frequency identification，RFID）和行为学自动分析软件的应用能更好地满足行为学观察的时间要求和指标量化，对社会行为的描述变得更加客观。同时，FOB试验观察指标、评价标准和统计方法也逐渐统一。未来，更多的实验动物种属（如食蟹猴、比格犬等）的FOB模型也会越来越完善，更多地被应用于药物的中枢神经系统安全药理学核心组合试验。

（2）中枢神经系统追加的安全药理学实验技术会越来越成熟，高架十字迷宫、长时程增强效应测定及动物脑电图测定等实验技术也将会更多地用于行为、学习记忆、神经生化、视觉、听觉和（或）电生理等指标的检测。

（3）随着神经生理、神经生化、神经内分泌等研究的不断深入，新的神经毒性生物标志物（如髓鞘碱性蛋白等）也会逐渐应用到药物对神经系统影响的研究中。

第三节
心血管系统安全药理学发展概况

一、新技术在心脏安全性评价中的应用

目前，国际上心血管安全药理方面的发展方向正朝着CiPA的方向努力，且从新药评价技术的发展趋势上看，体外综合评价技术在未来的新药评价中可

能最终将占据主导地位。

1. 体外离子通道研究

在新药早期筛选阶段，首先要进行体外 hERG 电流试验。然而参与心肌动作电位复极有多种外向和内向电流，并非所有药物引发的心律失常都来自阻断 hERG 钾离子通道，并且药物可能同时影响多种离子通道，对其他通道的作用将改变 hERG 钾离子通道阻断带来的风险程度。例如，同时抑制晚 Na^+ 电流的失活将增加风险，而同时抑制晚 Na^+ 电流或 L-型 Ca^{2+} 电流将降低风险。据报道，大约 60% 具有潜在治疗作用的新化合物由于明显的 hERG 阻断，其开发在早期研发阶段即被中断，而这些化合物不一定具有致心律失常风险。因此，新的 CiPA 策略要求对多种离子通道的影响进行检测，我国国家药品监督管理局颁布的《药物 QT 间期延长潜在作用非临床研究技术指导原则》亦做出同样的要求，建议采用原代心肌细胞或异源表达细胞系评价药物对 I_{K1}/hERG、I_{K5}、I_{10}、I_{Na}（包括晚 Na^+）、I_{Ca-L} 等的影响。

2. 计算机模拟技术

计算机模拟毒理学主要通过建立定量结构活性关系计算机模型（quantitative structure activity relationship models，QSAR models）来预测、阐明化学物质的毒副作用及作用机理。在心脏安全性评价中，可通过计算机模拟模型，利用药物对多个离子通道的影响来预测药物对动作电位的影响及致 TdP 风险。美国 FDA 正在致力于促进用于心脏安全性评价的可靠且经过验证的计算机模型的发展。

3. 人源干细胞分化心肌细胞技术及应用

人源干细胞（包括胚胎干细胞和诱导多能干细胞）分化心肌细胞技术的出现使药物敏感心律失常细胞模型的建立得以实现。研究表明，尽管人类干细胞来源的心肌细胞（hSC-CMs）为不成熟的心肌细胞，但这些细胞具有对药物反应比较敏感、无种属差别、急性或慢性孵育、高通量测定等优势，并且人诱导多能干细胞分化的心肌细胞（human induced pluripotent stem cell-derived cardiomyocytes，hiPSC-CMs）无伦理问题，患者来源的 hiPSC-CMs 携带疾病特有的遗传突变特征，在心律失常机制的研究中被广为使用。在体外培养的单层 hSC-CMs 上可直接观察到药物诱发早后除极（early after-depolarizations，EAD）和触发电活动，这为评价药物潜在致心律失常风险提供了良好的细胞模型。CiPA 工作组成立以来，不断发布相关的工作进展，以 28 种临床验证的高、中、低三类风险致心律失常药物为验证药物，系统研究了其对各种离子通道的影响，比较了其对多中心不同来源 hiPSC-CMs、不同记录方式下（微电极阵列场电位记录、电压敏感染料的膜电位光学记录）的电生理的影响。相信在不久的将来，CiPA 工作组将建立起药物对 hiPSC-CMs 电生理终点评价参数的实验规范流程及系统验证方案。hiPSC-CMs 实际应用的主要挑战是其不成熟性，不同来源及不同的诱导分化、培养条件等可造成细胞电生理特性的差异，目前，国内研发的 hiPSC-CMs 尚无系统的实验验证资料。

除评价药物致心律失常风险外，hiPSC-CMs 还用于检测药物导致的心肌细胞损伤。目前，已有多种中、高通量商业化技术平台（包括基于视频分析，Ca^{2+} 内流、细胞阻抗分析等不同原理设计的实验平台）测定药物对 hiPSC-CMs 的收缩影响。另外，这些平台还可测定细胞存活率（cell viability）、线粒体膜电位、Ca^{2+} 瞬变、细胞膜通透性等多种参数，从而全面评价药物的潜在心脏毒性风险。

细胞微电子芯片技术是基于检测电子传感器阻抗变化以反映细胞生理状态的新型实时心肌细胞分析系统，其核心是把微电子细胞传感器芯片整合到表面适于细胞贴附与生长的细胞检测板的底部或细胞浸润迁移板的微孔膜。微电子芯片主要通过测定电阻抗来反映细胞生长、伸展、形态变化、死亡和贴壁程度等一系列生理状态。实时心肌细胞分析系统所具备的实时数据采集、搏动周期的短期及长期检测优势，以及系统的高通量，使这一技术非常适合应用于候选药物和各种材料的非临床心脏安全性评估。目前，该系统已被广泛用于心肌细胞搏动、收缩、场电位等方面的研究。

二、生理遥测技术在清醒动物中的应用

目前主要有 2 种遥测技术：马甲式遥测系统（JET 系统）和全植入式遥测系统。JET 系统接收动物的实验数据，主要检测 ECG 和体表温度，多用于毒理实验中的安全药理数据采集；全植入式遥测系统可以同时监测 ECG、血压、体温、心收缩力和血液学指标等。通过遥测技术可以采集到心率和 ECG 相关指标，如 QRS 间期、QT 间期、ST 段和 PR 间期等。由于 PR 间期和 QT 间期容易受到心率的影响，根据实验设计和应用的动物种属的不同应使用合适的公式进行校准。一般来说，犬和小型猪用 Van de Water 公式校准，而猴（非人灵长类）或者豚鼠用 Fridericia 或者 Bazett 公式校准。

植入血压主要包括全植入血压（implanted blood pressure，IBP）和微创血压（minimally invasive blood pressure，MIBP）2 种。全植入血压是全植入式遥测系统的一部分。主要可以测量股动脉压或者腹主动脉压，以及左心室压。左心室压力的检测不仅可以反映血压的变化，而且还可以间接反映左心室肌收缩力的情况。因此，全植入血压可以较为完整地评价心血管系统中的血压

和心收缩力的状况。

微创血压植入技术是针对 JET 系统不能监测血压而研究设计的。JET 系统主要用来监测 ECG 和体表温度而不能监测血压等重要的心血管功能指标。最近出现的微创血压植入技术使 JET 系统不仅能够监测 ECG 和体表温度，而且可以监测药物对血压造成的影响。微创血压植入技术通过手术将监测血压的植入子插入动物的一侧股动脉或者腹主动脉（如果加长导管）中，然后再将植入子的头部即发射器部分缝合在皮肤下的肌肉中。这样血压信号就可以通过导管传入植入子的发射器内，再通过信号转换将血压信号转换成无线电信号并通过接收器传入采集的电脑中。这种技术弥补了 JET 系统不能采集血压数据的缺陷，同时它与 JET 系统结合在一起能够采集较为完整的心血管安全药理数据。这对将安全药理整合到毒理实验中的实验方式有着重要的意义。

三、心血管系统安全药理追加试验

（1）血流动力学检测

对比格犬、食蟹猴、巴马猪的血流动力学检测方法进行优化，提出行业规范化意见。促进血流动力学试验在相关药物评价中的应用，全面评估药物对心血管系统的作用特点。

（2）规范并推广离体血管肌张力试验、微血管肌张力试验在新药评价中的应用，开展药物对血管直接作用的评价能力建设。

（3）离体心脏模型可以直接评价药物对心电、心肌收缩力等的综合作用，目前在不少实验室中有所应用，应加强推广和应用。

参考文献

[1] Authier S，Paquette D，Gauvin D，et al. Video-electroencephalography in conscious non human primate using radiotelemetry and computerized analysis：refinement of a safety pharmacology model [J]. Journal of pharmacological and toxicological methods，2009，60 (1)：88-93.

[2] Azzaoui K，Hamon J，Faller B，et al. Modeling promiscuity based on in vitro safety pharmacology profiling data [J]. ChemMed，2007，2(6)：874-880.

[3] Bal-Price A，Lein P J，Keil K P，et al. Developing and applying the adverse outcome pathway concept for understanding and predicting neurotoxicity [J]. Neurotoxicology，2017，59：240-255.

[4] Fermini B，Hancox J C，Abi-Gerges N，et al. A new perspective in the field of cardiac

safety testing through the comprehensive in vitro proarrhythmia assay paradigm [J]. Journal of biomolecular screening, 2016, 21(1):1-11.

[5] Bove G M. A non-invasive method to evaluate gastrointestinal transit behavior in rat [J]. Journal[5]pharmacological toxicological methods, 2015,74:1-6.

[6] Bowes J, Brown A J, Hamon J,et al. Reducing safety-related drug attrition: the use of in vitro pharmacological profiling [J]. Nature reviews drug discovery, 2012, 11 (12): 909-922.

[7] Carr D F, Ayehunie S, Davies A,et al. Towards better models and mechanistic biomarkers for drug-induced gastrointestinal injury [J]. Pharmacology therapeutics,2017, 172: 181-194.

[8] Deaton A M, Fan F, Zhang W,et al. Rationalizing secondary pharmacology screening using human genetic and pharmacological evidence [J]. Toxicological sciences, 2019, 167 (2):593-603.

[9] Delaunois A, Dedoncker P, Hanon E,et al. Repeated assessment of cardiovascular and respiratory functions using combined telemetry and whole-body plethysmography in the rat [J]. Journal pharmacological methods, 2009, 60(2):117-129.

[10] Du C, Narayanan K, Leong M F,et al. Induced pluripotent stem cell-derived hepatocytes and endothelial cells in multi-component hydrogel fibers for liver tissue engineering [J]. Biomaterials, 2014, 35 (23): 6006-6014.

[11] Fisher C P. Incorporating QIVIVE and PBTK into toxicity testing and assessment[J]. Toxicology letters, 2019,314: S1-S22.

[12] Garg P, Garg V, Shrestha R,et al. Human induced pluripotent stem cell-derived cardiomyocytes as models for cardiac channelopathies: a primer for non-electrophysiologists [J]. Circulation research, 2018, 123(2):224-243.

[13] Gauvin D V, Baird T J. A functional observational battery in non-human primates for regulatory-required neurobehavioral assessments [J]. Journal of pharmacological and toxicological methods,2008, 58(2):88-93.

[14] Godoy P, Hengstler J G, Iikavets I,et al. Extracellular matrix modulates sensitivity of hepatocytes to fibroblastoid dedifferentiation and transforming growth factor beta-induced apoptosis [J]. Hepatology, 2009, 49(6):2031-2043.

05

第五章
安全药理学指导原则建设历程

安全药理学研究技术指导原则为安全性评价或新药注册时所进行的安全药理学试验提供了一个标准的、科学规范的试验方法，有助于更准确、恰当地评价新药的安全性，使获得的安全药理学评价资料和信息准确、真实、可靠，保证试验质量，从而科学、公正地对药物的安全性做出评价。但是，由于新药的种类繁多，作用机制各不相同，毒性作用特点也各不一样，因此，对所有不同类型的新药制订出相同的安全药理试验方法是不合适的，也不符合新药评价的"具体问题具体分析、处理"的原则。随着科学技术的发展和应用，安全药理试验方法也在不断更新和发展。因此，安全药理学技术指导原则是以得到的试验结果能客观、准确地反映新药的安全性为原则，而不是固守技术指导原则、按部就班地套用技术指导原则中所描述的试验方法进行试验。如果能提出科学的、更适合评价新药安全性的数据，其试验方法的细节等并不一定要完全符合技术指导原则。安全药理学技术指导原则是方法学的指导，不是强制性要求，往往只反映在某一阶段管理机构对某些共性问题的基本认识和建议。随着新药安全药理学研究技术的不断发展和进步，管理机构也会定期对技术指导原则进行修订，以满足不同时期新药安全性评价研究的需要。

第一节
各国指导原则发展轨迹

一、我国安全药理学相关指导原则

1985年7月，卫生部颁布了我国最早的一部关于新药审批的管理性文件，即《新药审批办法》。该文件附件五《新药药理、毒理研究的技术要求》首次对新药安全药理学（原为"一般药理学"）的研究方法和内容提出了初步的概括性要求和指导，即"各种药理作用的新药，都要用产生主要药效作用的剂量与给药途径（溶于水的药物应静脉注射），对清醒或麻醉动物进行一般药理学研究"（当时的一般药理学研究主要包括核心组合试验，即对中枢神经系统、心血管系统和呼吸系统的研究）。同时对研究的观察内容提出了概括性要求，即神经系统研究应仔细观察给药后动物的活动情况和行为变化；心血管系统研究应观察记录药物对动物的心率、心电图、血压等的影响；呼吸系统研究应测试药物对动物呼吸频率和深度的影响。而在该技术要求中并没有对追加和补充安全药理学研究进行规定。另外，尽管《新药审批办法》已将新药分为中药和西药两大类，但在附件五中的"一般药理学""研究技术要求"部分并没有将中药和西药分开进行描述。

　　1993 年 7 月和 1994 年年底，卫生部药政局分别颁布了《新药（西药）非临床研究指导原则汇编》和《中药新药研究指南》，对西药和中药的非临床研究进行了规范和要求。并在《新药（西药）非临床研究指导原则汇编》的"新药一般药理研究的指导原则"和《中药新药研究指南》的"中药新药一般药理学研究"中均对新药"一般药理学研究"进行了定义，即对新药主要药效作用以外的广泛药理作用的研究，但未提及可能发现药物新的作用、不良反应的观察。另外，尽管在 2 个指导原则中分别对西药和中药的一般药理学研究进行分开描述，但两者对一般药理学研究的要求基本一致。在西药和中药的一般药理学研究指导原则中，均对动物种属的选择、观察的系统指标、药物的给药途径、给药剂量及给药频率提出了相对细化的要求。例如，动物常用小鼠、大鼠、猫、犬等，性别不限，但在观察循环系统和呼吸系统时一般不宜用小鼠或兔；同时提出尽量采用清醒动物进行试验。在核心组合试验观察的系统指标方面，对于精神神经系统（《新药审批办法》中称为神经系统），要求对动物的一般行为表现、姿势、步态进行观察，并对有无流涎、肌颤、瞳孔变化进行观察，同时还提出须对行为活动进行定性、定量评价；对于心血管系统，明确要求检测血压、心率，并观察心电图的 P 波、QRS 波、ST 波、T 波、心率及心律的变化。药物给药途径要求与临床拟用给药途径一致；给药剂量要求选择产生主要药效作用的 2～3 个剂量，且低剂量应参照在相同动物上产生的主要药效的半数有效剂量（50% effective dose，ED_{50}），同时还提出应设置溶剂对照组；给药频率可 1 次或多次，但未提供给药频率的选择依据。

　　在上述指导原则中，尽管没有提出追加和补充安全药理学研究的概念，但在该版指导原则中还是对核心组合试验出现的阳性改变提出需要进行进一步试验的要求，并根据不同药物的药理作用特点，提出可再适当观察其他系统的指标。例如，在精神神经系统研究中出现明显兴奋或抑制现象时，要求根据不同药物，采用不同实验方法测定其对小鼠或大鼠自发活动的影响；在心血管系统研究中，当有效治疗剂量出现明显的血压或心电图改变时，要求进行相应血流动力学、离体心脏等整体或离体分析性实验，以确定心血管系统的变化对主要治疗作用的影响；在呼吸系统研究中，当有效治疗剂量出现明显的呼吸兴奋或抑制时，要求进行相应整体或离体分析性试验，如呼吸中枢抑制实验、肺溢流实验、膈神经放电实验等实验方法，初步分析对呼吸系统的影响。

　　1999 年 9 月，国家药品监督管理局发布了《一般药理学研究指导原则》。该指导原则讨论稿在《新药（西药）非临床研究指导原则汇编》的基础上，参考了国外发表的相关文献，强调应根据药物的药理作用特点，在广泛研究不同系统功能的基础上，根据药物治疗领域、作用特点等进行系统的专项研究。但在该版指导原则讨论稿中未对一般药理学及确定或推测药物与人用安全性的关系方面进行深入探讨。

随着 ICH M3、ICH S6 及 ICH S7A 的发布，为了与国际药物监管部门的监管要求相接轨，2005 年 3 月，我国国家食品药品监督管理局颁发了《化学药物一般药理学研究技术指导原则》和《中药、天然药物一般药理学研究技术指导原则》。上述两项指导原则最大的特点是在我国当时药物安全性评价研究的基础上，参考和接纳了 ICH 相关指导原则的相关要求。除了对受试物、生物材料、样本量、给药剂量、给药途径、给药次数、试验对照、观察时间、观察指标提出较为具体的要求外，还首次对"安全药理学"进行了定义，即研究药物在治疗范围内或治疗范围以上的剂量时，潜在的、不期望出现的对生物功能的不良影响，提出广义的一般药理学包括安全药理学和次要药理学，而两项指导原则中所指的"一般药理学"仅限于"安全药理学"的研究内容。另外，还明确了追加和补充安全药理学研究的内容，同时指出核心组合试验应执行GLP，追加和补充安全药理学研究应尽可能最大限度地遵守 GLP。上述两项指导原则仅针对化学药和中药、天然药物提出相关指导和要求，关于生物制品相关安全药理学研究并未提及。

2007 年，国家食品药品监督管理局药品审评中心颁发了《治疗用生物制品非临床安全性技术审评一般原则》，提出治疗用生物制品的一般药理学试验可单独进行，也可结合其他毒性试验同时进行。另外，该原则还强调应采用合适的动物模型研究药物潜在的、非预期的药理作用，也可采用离体器官或其他非整体动物的试验系统进行试验。

目前，安全药理学研究已经成为新药安全性评价不可或缺的重要组成部分。随着生物工程技术的不断发展和进步，安全药理学研究的方法和技术也得到了突飞猛进的发展，新技术和新方法的应用使得原有的指导原则已不能完全满足当前试验的要求。因此，2011 年 4 月，国家食品药品监督管理局药品审评中心在 2005 年版指导原则的基础上对安全药理学相关指导原则进行起草、修订、合并，并于 2013 年 5 月在网上公开征求意见，2013 年 12 月完成送审稿，2014 年 5 月发布终稿，该指导原则与 2005 年版相比主要差别在于：①将"一般药理学"修订为"安全药理学"；②将原《化学药物一般药理学研究技术指导原则》和《中药、天然药物一般药理学研究技术指导原则》进行整合，统一为《药物安全药理学研究技术指导原则》，适用于中药、天然药物、化学药物；③对中药、天然药物和化学药物受试样品提出明确且详细的要求；④考虑到安全药理学是安全性研究的内容，而药物的充分暴露是评价安全性的必要条件，因此，在给药途径部分，将原指导原则中要求的"整体动物试验，首先应考虑与临床拟用途径一致，如果有多个临床拟用途径时，分别采用相应的给药途径"修订为"整体动物试验，首先应考虑与临床拟用途径一致，可以考虑充分暴露的给药途径"；⑤随着目前国内创新药研究的不断增加，国内 GLP 研究水平不断提高，在心血管系统研究方面增加了采用清醒动物进行心血管系统指标测定的建议。

另外，在 2013 年安全药理学指导原则修订过程中，国家食品药品监督管理总局药品审评中心在结合我国实际国情并参考 ICH S7B 和 ICH E14 的基础上，起草了《药物 QT 间期延长潜在作用研究非临床研究技术指导原则》，并于 2014 年 5 月发布终稿。该指导原则从 GLP 执行要求、受试物、生物材料、样本量、给药剂量、试验对照、给药途径及观察时间方面，对评价中药、天然药物及化学药物延迟心室复极化和延长 QT 间期的研究进行了规范和要求。同时，该指导原则为我国首份关于 QT 间期延长评价的指导原则，其提供了较为详细的试验方法。2017 年 6 月，我国国家食品药品监督管理总局成为 ICH 正式成员，2018 年 6 月当选为 ICH 管理委员会成员。2018 年后，国内诸多学者参与到 ICH E14/S7B 指南的修订工作中，同时，该指南于 2023 年 7 月正式实施。仅仅经过了 5 年的时间，我们便迎来了 ICH E14 在国内的正式落地。

二、美国安全药理学相关指导原则

美国国会最早于 1906 年通过食品药品法《药政法规》。然而直到 1938 年，美国发生了令人震惊的"磺胺酏事件"（在该事件中磺胺酏剂造成百余人中毒死亡）后，美国药事管理部门才觉察到新药临床及投入市场的法规有很大漏洞，必须修改条例，加强非临床安全性评价试验。然而当时药事管理部门只是提出相关的法规要求，并没有针对如何进行非临床安全性评价研究出台相关指导原则，更没有关于器官功能检测相关的指导原则。1968 年 5 月，FDA 通过文章的形式发布了在当时的情况下其对药物安全性评价的观点。然而，在该文中并没有提及安全药理学或靶器官毒性评价相关内容。1987 年 2 月，FDA 发布的《非临床药理学/毒理学申请资料格式和研究内容指导原则》首次涉及安全药理学研究的相关内容。尽管该指导原则没有提出安全药理学研究的相关概念，但在药理学研究中提出应在 ED_{50} 剂量基础上进行主要药效学和次要药效学研究，并且研究药物可能产生的不良反应相关的作用及与其他药物的相互作用。研究所涉及的系统或器官主要包括神经系统、心血管系统、呼吸系统、胃肠道、泌尿生殖系统、内分泌系统。另外，在该指导原则中，对给药途径和动物种属选择等只是针对毒理学/药理学实验提出概括性要求，未提出较为详细的试验方法相关要求。

  首次真正提及"一般药理学"的是FDA于1989年颁发的《用于治疗非致命性疾病的抗病毒药物的非临床毒理学研究指导原则：Ⅰ期临床试验前的药物毒理学评价》。该指导原则提出，在进行抗病毒药物Ⅰ期临床试验前，除了须完成药代动力学研究、单次给药毒性试验、重复给药毒性试验、免疫毒性试验、遗传毒性实验外，还须完成一般药理学研究。但在该指导原则中仅提及关于中枢神经系统、自主神经系统、心血管系统的研究，未提及关于呼吸系统或其他系统的研究。另外，也未提及相对具体的试验方法。

  2000年8月，在ICH S7A发布前，美国FDA在ICH M3和ICH S6的基础上起草了《人用药品安全药理学研究指导原则草稿》。随着1CH S7A的发布，该指导原则最终没有生效。2005年5月，ICH正式颁布《S7B：人用药物延迟心室复极化（QT间期延长）潜在作用的非临床评价指导原则》。同期，ICH还发布了与S7B相关的临床试验指南《E14：非抗心律失常药致QT/QTc间期延长及潜在致心律失常作用的临床评价指导原则》。2018年11月，ICH大会正式核准成立E14/S7B实施工作组（Implementation working group，IWG）来修订E14 /S7B Q&A，并于2022年2月21日通过了新修订版本。

三、日本安全药理学相关指导原则

  20世纪60年代初，日本的新药研究开始逐步走上正轨，针对此前药品制造、生产管理比较混乱的局面及"反应停"事件的发生，日本政府于1960年颁布了"药事管理法"，并在1967年确定了以"安全、有效、可控"为原则的严格的医药审查制度。在该制度中明确规定申报临床试验必须提供急性毒性、亚急性毒性、致畸试验及其他特殊毒性研究（如局部刺激试验）相关研究资料。1975年，日本厚生省发布了《生产（进口）新药申请的注意事项》，首次提出在进行新药生产/进口申请前应进行受试物对重要器官（如中枢神经系统、外周神经系统、感觉器官、呼吸系统、心血管系统，包括子宫在内的平滑肌、外周器官及肾功能等）影响的评价，并且当临床试验中发现不良反应时也应进行受试物对相关重要脏器功能影响的研究。

  1991年，日本在以往器官功能研究的相关指导原则的基础上，结合当时日本一般药理学试验技术的发展状况，颁发了《一般药理学试验指导原则》。该指导原则提出，一般药理学研究的目的是发现不期望出现的、对器官功能影响的作用及阐明主要药效学以外的药理作用。同时，该指导原则还对试验动物、给药途径、给药次数、给药剂量、试验对照及检测项目提出了较为具体的要求。检测项目包括一般症状和行为活动、中枢神经系统、自主神经系统和平滑肌、呼吸和心血管系统、消化系统、水电解质代谢及其他重要的药理学作用。并根据上述测试结果判断是否需要对重要器官或系统（如中枢神经系统、躯体神经系统、自主神经系统、呼吸系统、心血管系统、消化系统等）进行进一步研究。

1995 年，日本东京药事日报社出版了《药物非临床试验指导原则手册》。该指导原则规定，心血管系统、呼吸系统、中枢和周围神经系统、胃肠道及肾脏等系统或器官应作为级别 A 器官或系统进行评估，并对模型的描述、剂量选择的标准和研究中应包含的观察终点等试验设计提出了较为具体的要求。同时，这些指导原则还指出，应根据第一级器官或系统研究中的重要发现，进行针对级别 B 器官或系统的研究。在当时，由于日本的指导原则应用最广泛，它们实际上成为了当时制药企业进行器官功能的安全性评价研究的理论基础和依据，并一直沿用至 2001 年 ICH S7A 发布。随着 2022 年 ICH E14 /S7B 最新修订版的发布，日本作为 ICH 主要成员国，目前在安全药理学研究方面亦以 ICH E14 /S7B 最新修订指导原则作为研究指南。

四、欧洲共同体/欧盟安全药理学相关指导原则

20 世纪 50 年代末、60 年代初的"反应停"事件使当时的欧盟理事会意识到，药品作为一类特殊的商品，在进行人体试验或使用前进行安全性评价极为重要。1965 年 1 月，欧盟理事会根据保证公众健康的原则颁布实施了 65/65/EEC 法令《关于药品法律、法规及管理的规定》，对欧洲共同体内药品的生产和流通进行了一系列规定，其中最为重要的内容就是不仅对药品的定义做出了界定，还规定药品必须经过成员国主管当局的批准方能上市销售，同时还首次规定了上市申请需要呈报的一系列文件、材料及产品概述，并确立了药品研发和生产的 3 个标准，即"使用安全、产品有效，品质可靠"。但是在该法令中并没有提及一般药理学或安全药理学研究相关内容。1975 年 5 月，欧盟理事会颁布了 75/318/EEC 法令《有关药品检查方面分析，药物毒理学和临床标准的法律》，该法令首次提出在药效学研究部分应提供受试物的一般药理学研究结果，尤其是一些间接的药理学作用的研究结果。同时还强调，当产生副作用的剂量接近药物起效剂量时，应增加研究的深度。1989 年，欧洲共同体在新药申请须知中再次提出，新药申请药效学研究部分应递交特殊药效学试验资料、一般药理学试验资料及药物相互作用研究资料。1997 年年底，欧洲药品评价局（European Agency for the Evaluation of Medicinal Products，EMEA）在 ICH M3 和 ICH S6 的基础上发布了《非心血管药物潜在的致 QT 间期延长评价的关注点》，对非心血管药物致 QT 间期延长的非临床和临床研究的具体

内容和方法提出了详细的要求，该指导原则也成为了 ICH S7B 起草的蓝本。2005 年，ICH 正式发布 S7B 和 E14 研究指南，并于 2018 年开始组织修订 E14 /S7B，最终在 2022 年 2 月 21 日通过了新修订版本，自此，欧盟开始实施该指导原则。

五、 ICH 安全药理学相关指导原则

制药工业趋向国际化并寻找新的全球市场，但是各国药品注册的技术要求不同，使得制药企业要在国际市场销售一个药品，需要长时间地多次重复试验和重复申报，导致新药研究和开发的费用逐年提高，医疗费用也逐年上升。因此，为了降低药价并使新药能早日用于治疗患者，各国政府纷纷将"新药申报技术要求的合理化和一致化的问题"提到议事日程上来。20 世纪 80 年代，欧洲共同体要求一个国家的药品应能在整个欧洲市场销售，在欧洲首先开展了药品注册技术要求的协调工作，实践证明这是可行的。此后，美国、日本、欧洲开始了双边对话，研讨协调的可能性，直至 1989 年才开始制订具体实施计划。1990 年，欧洲制药工业联合会在比利时召开由三方注册部门和工业部门参加的国际会议，讨论了 ICH 异议和任务，成立了 ICH 指导委员会。

1997 年，ICH 发布了综合类技术指导原则 ICH M3 和安全类技术指导原则 ICH S6，这 2 个指导原则将"安全药理学"运用到非临床安全性评价指导原则中，同时要求在非临床安全性评价中必须进行安全药理学研究，以支持药物的人体临床试验。但在 ICH M3 和 ICH S7A 中并没有对"安全药理学"进行确切的定义。ICH S7A 仅描述了安全药理学的研究目的，即研究受试物对重要生理系统（如心血管系统、呼吸系统、泌尿系统及中枢神经系统）产生的任何影响。1999 年，ICH S7 专家工作组开始致力于指导原则的协调工作，并形成了统一的安全药理学指导原则，于 2000 年发布 ICH S7A。2000～2001 年，ICH S7A 逐步被欧盟和以美国及日本为首的多个国家或地区的药品监管机构所采纳。该指导原则对安全药理学进行了明确定义，即"研究某受试物在治疗剂量及以上剂量的暴露水平时，对生理机能潜在的非预期的药效学作用"，同时阐明了进行安全药理学研究的目的和原则，并将安全药理学研究划分为核心组合试验及在此基础上的追加和补充试验。另外，该指导原则还明确了开展安全药理学研究的时间安排及 CLP 遵从性要求。

尽管非心血管系统药物诱导 QT 间期延长进而导致尖端扭转型室性心动过速（torsade de pointes，TdP）发生的概率较低，但是其导致的后果非常严重，甚至可导致猝死，因此，ICH S7 专家工作组在《人用药物安全药理学研

究指导原则》制定后即开始讨论如何评价新药在敏感人群中诱发 TdP 的潜在风险，并向 ICH 指导委员会提议，立即启动制定关于药物延迟心室复极化（QT 间期延长）潜在作用相关指导原则的工作。2000 年，ICH 接受了该议案，并将该指导原则命名为 ICH S7B。2005 年，ICH S7B 最终稿发布。

ICH S7B 发布后不久，美国 FDA 与美国药物研究和生产联合会向 ICH 指导委员会提议，起草与 ICH S7B 平行的关于可能延迟心室复极化的新药临床试验的指导原则。ICH 指导委员会接受了该提议，并将该指导原则命名为 ICH E14。

2010 年，ICH 发布了 ICH S9，即《抗肿瘤药物非临床评价指导原则》（Nonclinical Evaluation for Anticancer Pharmaceuticals）。该指导原则提出，在进行临床试验前应评价抗肿瘤药物对重要脏器（包括心血管系统、呼吸系统及中枢神经系统）功能的影响，而这些脏器功能研究的参数可在一般毒理学研究中进行检测。同时对于支持以晚期癌症患者为受试对象的临床试验，无须提供单独进行的安全药理学研究资料。另外还强调，当有证据提示导致临床受试者出现异常的风险较大时，应考虑进行 ICH S7A 和（或）ICH S7B 中要求的相关安全药理学研究。

第二节
各国指导原则的比较分析

1995 年之前，关于器官功能检测的指导原则较少，各个国家或地区根据自己国情及新药研发的技术状况制定了相关的指导原则，但各国或各地区对试验的要求差异很大。从表 5-1 中可以看出，在 1995 年之前，欧盟和美国并没有发布真正意义上的安全药理学研究相关指导原则，由此可见，当时欧盟和美国针对药物对器官功能影响的评价并不十分重视，并将安全药理学研究（当时称为"一般药理学研究"）作为药效学研究的一部分进行。日本是 1995 年之前最早发布一般药理学指导原则的国家，其于 1991 年颁发的《一般药理学试验指导原则》全面地描述了一般药理学研究的定义、目的、内容和方法，并要求在重要器官和（或）系统的初步研究中发现有影响时进行进一步的研究。尽管中国在 1995 年之前并没有针对一般药理学研究颁布专门的指导原则，但在 1993 年年底颁布的《新药（西药）非临床研究指导原则汇编》和 1994 年年底颁布的《中药新药研究指南》均对一般药理学研究提出了详细的要求。

表 5-1　1995 年之前各国地区安全药理学研究相关指导原则比较

项目	欧共体/欧盟	美国	日本	中国
主要指导原则	1975 年颁发的 75/318/EEC 法令和 1989 年颁发的《新药申请须知》	1987 年颁发的《非临床药理学/毒理学申请资料格式和研究内容指导原则》和 1989 年颁发的《用于治疗非致命性的抗病毒药物的非临床毒理学研究指导原则：Ⅰ期临床试验前的药物毒理学评价》	1991 年颁发的《一般药理学试验指导原则》	1993 年颁发的《新药(西药)非临床研究指导原则汇编》和 1994 年颁发的《中药新药研究指南》
名称	一般药理学	一般药理学	一般药理学	一般药理学
定义	未提供	药物产生的主要药理或生理方面的不良反应的研究	药物治疗目的以外的药理作用的研究	新药主要药效学作用以外的广泛药理作用的研究
生物材料	未提供	主要为动物,包括小鼠、大鼠、仓鼠、其他啮齿类动物;兔、犬、猴、其他非啮齿类哺乳类动物;其他哺乳类动物	整体动物包括小鼠、大鼠、豚鼠、兔、猫、犬等,离体的组织或器官、血液成分及细胞等	主要为动物,包括小鼠、大鼠、猫、犬等;但在观察循环和呼吸系统时一般不宜用小鼠或兔
给药途径	未提供	首选临床拟用给药途径	动物:临床拟用给药途径,或可以评价其药理作用的给药途径,如静脉给药。离体器官:可直接加入营养液中	临床拟用给药途径
给药剂量	未提供	应设多个剂量,并在 ED_{50} 剂量基础上设置给药剂量	应设置多个剂量以体现剂量-反应关系;应充分达到药效作用剂量	选择主要药效作用的 2～3 个剂量,低剂量应参照相应动物上产生主要药效的 ED_{50}
给药频率	未提供	未提供	动物试验原则上为单次给药,可根据情况增加给药次数	可单次或多次给药
对照设置	未提供	要求设置未处理对照组、赋形剂对照组	要求设置阳性对照组和阴性对照组	要求设置溶剂对照组

续表

项目	欧共体/欧盟	美国	日本	中国
研究项目和（或）指标	未提供	主要系统包括：中枢神经系统、心血管系统、呼吸系统、消化系统、泌尿生殖系统、内分泌系统	一般症状和行为；中枢神经系统：自发活动、镇静麻醉、痉挛、痛觉、体温；自主神经系统及平滑肌：对离体回肠的影响；呼吸系统和心血管系统：呼吸运动、血压、血流量、心率、心电图；消化系统：胃肠道运输能力；水及电解质代谢：尿量、尿中钠、钾、氯离子；其他重要的药理作用	精神神经系统：一般行为表现、姿势、步态、有无流涎，肌颤及瞳孔变化，并对动物的行为活动进行定性定量评价；心血管系统：血压，心电图的P、QRS、ST、T波，心率及心律；呼吸系统：呼吸频率及深度
进一步研究项目和（或）指标	未提供	未提供	中枢神经系统：脑电波、脊髓反射、条件回避反应、协调运动；躯体神经系统：对神经肌肉接头影响、肌肉松弛作用、局部麻醉作用；自主神经系统及平滑肌：瞳孔大小、血管、气管、输精管、子宫等；呼吸系统和心血管系统：自主神经作用药物，迷走神经刺激及颈总动脉夹闭对血压、脉搏的影响，对在体/离体心脏、乳头肌、血管床的影响；消化系统：对胃液、唾液、胆汁及胰液分泌的影响，对在体/离体肠管蠕动的影响，对胃、十二指肠黏膜的影响；其他：对凝血系统、血小板聚集、溶血、肾功能等的影响	精神神经系统：小鼠或大鼠自发活动；心血管系统：进行整体或离体分析试验，如血流动力学、离体心脏等；呼吸系统：进行整体或离体分析试验，如呼吸中枢抑制实验法、肺溢流法、膈肌膈神经放电实验法等相关实验

1995 年以后，随着 ICH 的成立及关于安全药理学研究的专用指导原则 ICH S7A、ICH S7B 的发布，欧洲、美国、日本的药品监管机构开始采纳并应用这些统一的指导原则。2014 年，我国药品审评中心也发布了《药物安全药理学研究技术指导原则》和《药物 QT 间期延长潜在作用研究非临床研究技术指导原则》。尽管我国的安全药理学研究相关指导原则参考了 ICH 指导原则，但是从表 5-2 和表 5-3 可以看出，两者之间还是存在一定的差异，主要表现在：①适用范围；②样本量要求；③观察时间要求；④代谢产物、异构体和制剂研究相关要求。另外，药品审评中心考虑到《药物 QT 间期延长潜在作用研究非临床研究技术指导原则》所涉及的试验方法在国内尚未普及，在该指导原则中提供了较为详细的试验方法及相关参考文献，以供研究者参考。上述差异很大程度上与我国特殊的新药类别及现阶段我国药物安全性评价技术的发展状况相关。

表 5-2　我国现行安全药理指导原则与 ICH 相关指导原则比较

项目	ICH	中国
主要指导原则	2000 年颁发的《人用药品安全药理学试验指导原则》	2014 年颁发的《药物安全药理学研究技术指导原则》
定义	研究某物质在治疗剂量及以上的暴露水平时，对生理机能潜在的非预期的药效学作用	研究药物在治疗范围内或治疗范围以上的剂量时，潜在的不期望出现的对生理功能的不良影响
适用范围	适用于人用新化合物实体和生物技术产品	适用于中药、天然药物和化学药物
研究内容	核心组合：中枢神经系统、心血管系统、呼吸系统，追加和（或）补充安全药理学	核心组合：中枢神经系统、心血管系统、呼吸系统，追加和（或）补充安全药理学
研究阶段	可分阶段进行，但在人体首次用药前应完成核心组合试验	可分阶段进行，但在药物进入临床试验前应完成核心组合试验
GLP 遵循性要求	核心组合应执行 GLP，追加或（和）补充的安全药理学研究应尽可能最大限度地遵循 GLP	核心组合应执行 GLP，追加或（和）补充的安全药理学研究应尽可能最大限度地遵循 GLP
生物材料	动物模型、半体内和体外模型。体内试验优先考虑清醒动物	整体动物、离体器官及组织、体外培养的细胞、细胞片段、细胞器、受体、离子通道和酶等。体内研究建议尽量采用清醒动物
样本量	试验组样本大小应足以允许对所获得的数据进行有意义的科学解释，足以显示或排除受试物在生物学上的显著性，未提出具体的样本数	明确提出了每组样本数，小动物每组一般不少于 10 只，大动物每组一般不少于 6 只，一般雌雄各半

续表

项目	ICH	中国
给药剂量	体内试验剂量应包括和高于主要药效学的剂量或治疗剂量范围,但未提出剂量数;体外研究选择的浓度范围应能增加检测到试验系统反应的可能性	体内研究一般设 3 个剂量,并包括或超过主要药效学的有效剂量或治疗范围;体外研究应确定受试物的浓度-效应关系
对照设置	试验设计中应包括阳性和阴性对照组。在特征清楚的体内试验系统中,可以不设阳性对照	一般选溶剂和(或)辅料做阴性对照。若为了说明受试物的特性与已知药物的异同,也可选用阳性对照药
给药途径	一般采用临床拟用给药途径	动物试验优先考虑临床拟用给药途径,可以考虑充分暴露的给药途径
给药次数	一般为单次给药,可根据具体情况合理设计确定给药次数	一般为单次给药,但根据具体情况可合理设计给药次数
观察时间	未提出相关要求	结合受试物的药效学和药代动力学特征、受试动物、临床研究方法等选择观察时间点及观察时间
代谢产物、异构体和制剂的研究	ICH S7A 提出对主要代谢药物、异构体和制剂进行研究的要求	中国未提出相关要求

表 5-3　我国现行安全药理技术指导原则与 ICH S7B 比较

项目	ICH S7B	《药物 QT 间期延长潜在作用研究非临床研究技术指导原则》
颁发机构	ICH	中国国家食品药品监督管理局
适用范围	适用于人用药的新化合物和已上市的药物	适用于中药、天然药物和化学药物
研究内容	体外/离体电生理研究、体内 QT 间期研究及追加研究	体外/离体电生理研究、体内 QT 间期研究及追加研究
研究阶段	要求在首次给予人以前应考虑实施 S7B 的非临床研究	同《药物安全药理学研究技术指导原则》
GLP 遵从性要求	体外 I_K 和体内 QT 研究应执行 GLP,追加研究应尽可能最大限度地遵守 GLP	体外试验建议执行 GLP,体内试验遵循 GLP,追加研究应在最大可行限度内遵循 GLP
生物材料	体外研究生物材料来源:兔、雪貂、豚鼠、犬、猪;整体动物包括犬、猴、猪、兔、雪貂及豚鼠	体外研究生物材料来源:兔、雪貂、豚鼠、犬、猪;整体动物包括犬、猴、猪、兔、雪貂及豚鼠

续表

项目	ICH S7B	《药物 QT 间期延长潜在作用研究非临床研究技术指导原则》
样本量	参考 ICH S7A	体外试验：每组不少于 4 个平行样本，一般 3~5 组。体内试验：小动物每组一般不少于 10 只，大动物每组一般不少于 6 只，一般雌雄各半
给药浓度/剂量	体外试验：受试物浓度应涵盖和超过预期临床最大治疗血药浓度。体内试验：同 ICH S7A	体外试验：受试物浓度应涵盖和超过预期临床最大治疗血药浓度体内试验，同《药物安全药理学研究技术指导原则》
对照设置	每个体外实验应设阳性对照；体内试验在验证中使用，不必在每次试验中使用	每个体外实验应设阳性对照，整体试验研究中，验证时使用，不必在每次试验中使用
给药途径	同 ICH S7A	同《药物安全药理学研究技术指导原则》
观察时间	未提出相关要求	结合受试物的药效学和药代动力学特性、受试动物、临床研究方法等选择观察时间点及持续时间
试验方法	未提供相关试验方法	提供详细的试验方法

随着制药工业逐渐趋于国际化及全球经济的一体化，目前尽管各国或地区在安全药理学评价指导原则的某些细节方面存在一定的差异，但是大体的关键性原则均趋于相同，这不仅有利于制药部门开拓国际市场、减少研发和申报成本，而且有助于加快药品的上市进程，及早用于治疗患者。

参考文献

[1] 徐叔云,卞如濂,陈修.药理实验方法学[M].北京:人民卫生出版社,2001.
[2] 中华人民共和国卫生部药政管理局.中药新药研究指南[G].北京:中华人民共和国卫生部药政管理局,1994.
[3] 中华人民共和国卫生部药政局.新药(西药)临床前研究指导原则汇编[G].北京:中华人民共和国卫生部药政局,1993.
[4] Bass A,Kinter L,Williams P. Origins,practices and future of safety pharmacology [J].J Pharmacol Toxicol Methods,2004,49(3):145-151.
[5] Brock W J,Hastings K L,Mcgown K M. Nonclinical safety assessment:a guide to international pharmaceutical regulations [M]. New Jersey:John Wiley & Sons,2013.

[6] Committee for Proprietary Medicinal Products. Points to consider：the assessment of the potential for QT interval prolongation by non-cardiovascular medicinal products [G]. London：Committee for Proprietary Medicinal Products，1997.

[7] FDA. Guideline for the format and content of the nonclinical pharmacology/toxicology section of an application [EB/OL]. (1987-02-01). https：//www. fda. gov/media/72223/download.

[8] FDA. Reference guide for the nonclinical toxicity studies of antiviral drugs indicated for the treatment of non-life threatening disease：evaluation of drug toxicity prior to phase I clinical studies [EB/OL]. (1989-02-03). https：//www. fda. gov/media/72272/download.

[9] ICH. ICH E14：Clinical evaluation of QT/QTc interval prolongation and proarrhythmic potential for non-antiarrhythmic drugs [EB/OL] . (2005-05-12) https：//database. ich. org/sites/default/files/E14_ Guideline. pdf.

[10] ICH. ICH M3(R2)：Nonclinical safety studies for the conduct of human clinical trials for pharmaceuticals [EB/OL]. (2009-06-11). https：//database. ich. org/sites/default/files/M3_ R2_ Guideline. pdf.

[11] ICH. ICH S6(R1)：Preclinical safety evaluation of biotechnology-derived biopharmaceuticals [EB/OL]. (2011-06-12). https：//database. ich. org/sites/default/files/S6_R1_ Guideline_0. pdf.

[12] ICH. ICH S7A：Safety pharmacology studies for human pharmaceuticals [EB/OL]. (2000-11-08). https：//database. ich. org/sites/default/files/S7A_Guideline. pdf.

[13] ICH. ICH S7B：Safety pharmacology studies for assessing the potential for delayed ventricular repolarization (QT interval prolongation) by human pharmaceuticals [EB/OL]. (2005-05-12). https：//database. ich. org/sites/default/files/S7B_ Guideline. pdf.

[14] ICH. ICH S9：Nonclinical Evaluation for anticancer pharmaceuticals [EB/OL]. (2009-10-29). https：//database. ich. org/sites/default/files/S9_ Guideline. pdf.

[15] Pugsley M K，Authier S，Curtis M J. Principles of safety pharmacology [J]. British journal of pharmacology, 2008，154 (7)：1382-1399.

[16] Vogel H G. Hoch F J. Maas J, et al. Drug discovery and evaluation：safety and pharmacokinetic assays [M]. Berlin：Springer，2006.

06

第六章
中枢神经系统安全药理学概述

　　神经系统是机体内结构和功能最为复杂的系统，也是人体生命活动过程的主要调节系统，可分为中枢神经系统和周围神经系统。中枢神经系统是神经系统的主要部分，其结构和功能较周围神经系统更为复杂。药物的中枢神经系统作用主要是通过影响中枢突触传递的不同环节（如神经递质、受体及受体后的信号转导）而产生药理作用，仅有全身麻醉药物等少数药物可通过作用于膜的非特异性机制而发挥作用。目前，市场或临床上使用的药物大多数能够影响中枢神经系统的功能，产生各种中枢效应，其中，一些被作为药效而应用于临床的治疗，而有些则成为药物的不良反应，甚至会诱发生理或精神依赖性，导致严重的社会问题。

　　中枢神经系统一直是药物安全性评价的核心内容，安全药理学研究的目的已经从确定药物可能关系到人的安全性的非期望药理作用、评价药物在毒理学和（或）临床研究中所观察到的药物不良反应和（或）病理生理作用，扩展到研究所观察到的和（或）推测的药物不良反应机制。对中枢神经系统安全的评价要求也越高，中枢神经系统的安全药理学评价方法，已经不局限于经典的行为学试验，逐渐从整体、组织延伸到细胞和分子水平，以便更好地为临床试验和临床用药服务。

第一节
中枢神经系统基本概念

　　中枢神经系统接受机体各部位的信息，或将这些信息整合加工后成为协调的运动传出，或将信息储存在中枢神经系统内成为学习、记忆的神经基础。中枢神经系统含有大量的神经元，神经元间存在着多种形式的突触联系、多种作用的递质，并通过作用于多种神经递质与调质，使神经传递和调节的形式更加精细和多样化，从而完成繁杂的信息传递、储存和加工，产生各种心理活动，支配与控制各种行为。本节简单介绍中枢神经系统的功能、组织、突触及递质的概况，以便更好地了解药物对中枢神经系统物的作用及药物对中枢神经系统影响的评价。

一、中枢神经系统的结构和功能

　　中枢神经系统由脑和脊髓构成，是神经组织最集中的部位。神经元是中枢神经系统的基本结构和功能单位。神经元的主要功能是传递信息，突触是神经元间或神经元与效应器间实现信息传递的部位。神经胶质细胞是中枢神经系统中数量最多的细胞类型，在脑内其数量达神经元数量的 10 倍之多，脑内神经元间的空隙几乎全由神经胶质细胞填充。

神经胶质细胞有多种类型，按形态主要分为星形胶质细胞、少突胶质细胞和小胶质细胞。星形胶质细胞是神经胶质细胞的主要组分，也是胶质细胞中体积最大的，星形胶质细胞比脑内其他任何类型的细胞具有更广泛的缝隙连接，因此使得星形胶质细胞形成类似于合胞体样结构。少突胶质细胞的突起较少，分支也少，主要位于神经元胞体附近及神经纤维周围。少突胶质细胞主要起到支持轴突的作用，如周围神经中产生髓磷脂的施万（Schwann）细胞、包裹中枢神经细胞轴突的胶质细胞也是少突胶质细胞。小胶质细胞在数量上约占全部胶质细胞的5％，在结构和功能上类似巨噬细胞，中枢神经系统损伤或炎症时，小胶质细胞激活，具有吞噬活性。小胶质细胞是中枢神经系统中的第一道也是最主要的一道免疫防线。

中枢神经系统的主要功能为协调与整合作用，而机体的反射活动在中枢神经系统的表现就是把不同空间和时间的传入冲动进行整合，从而使神经元之间在机能上发生突触联系，使中枢神经系统的活动表现为兴奋的扩散、抑制和反馈。从而实现对呼吸中枢、体温调节中枢、语言中枢等某一特定生理功能的神经元群的调节。

二、中枢神经递质

作用于中枢神经系统的药物主要通过影响中枢突触传递的不同环节（如递质、受体、受体后的信号转导等），进而调节突触信息传递而产生药理作用，从而改变机体的生理或病理过程。神经递质是由神经末梢释放、作用于突触后膜受体、导致离子通道开放并形成兴奋性突触后电位或抑制性突触后电位的化学物质，其特点是传递信息快、作用强、选择性高。已知中枢递质达30余种，其中，乙酰胆碱（acetylcholine，ACh）是第一个被发现的脑内神经递质，中枢ACh主要参与觉醒、学习、记忆和运动的调节。γ-氨基丁酸（γ-aminobutyric acid，GABA）是脑内重要的中枢抑制性递质，是镇静催眠药和一些抗癫痫药的作用靶点。谷氨酸（glutamate，Glu）是中枢神经系统内主要的兴奋性神经递质，不但参与快速的兴奋性突触传导，而且在学习、记忆、神经元的可塑性及神经系统发育中发挥重要作用，Glu受体的研究为寻找高效、安全的新药提供了有益的靶标。去甲肾上腺素（noradrenaline，NA）受体分α型和β型，其功能与警觉、睡眠、情绪等的调节相关，是许多抗抑郁药物作用的靶点之一。5-羟色胺（5-hydroxytryptamine，5-HT）的主要功能是维持情绪和情感的稳定，参与心血管活动、体温、睡眠、内分泌等调节，突触前膜摄取转运体是抗抑郁药的主要作用靶标之一；中枢5-HT$_3$受体与痛觉传递、焦虑、认知，药物依赖等有关，5-HT$_3$ 受体阻断药在临床上有很强的镇吐作用，可开发为肿瘤化疗的辅助治疗药物。

近年来，分子生物学知识与技术的应用极大地促进了中枢神经系统药理研究的进展，在神经递质的基础上又提出神经调质的概念。神经调质的特点在于作用发生慢而持久，但范围较广，尽管神经调质也是由神经元释放，但其本身不具有递质活性，不能直接引起突触后生物学效应，大多需要与 G 蛋白耦联受体结合后诱发缓慢的突触前或突触后电位，近年来研究较多的一氧化氮、花生四烯酸等均为重要的神经调质。

三、屏障结构

1. 血-脑屏障

血-脑屏障由血管内皮、软脑膜和神经胶质细胞构成，与脉络丛一起将脑组织和血液循环系统分隔开来。血-脑屏障几乎包括了全部脑组织中的血管内皮细胞及脑组织周围部分的软脑膜和胶质细胞膜之间的间膜。血-脑屏障中的毛细血管内皮细胞之间的紧密连接及星形胶质细胞的终足连接，阻止大分子、离子及水溶性非电解质通过。但某些药物可以直接穿透血-脑屏障，到达脑敏感部位，发挥药效或者诱发中枢毒副作用。同时，血-脑屏障中的内皮细胞可以通过载体介导的转运系统，选择性转运一些特定的分子，把一些与生理性底物结构相近的药物转运入大脑。另外，某些药物也可改变血-脑屏障的通透性而诱发中枢神经系统的毒性作用。

2. 超室管膜结构

超室管膜结构存在于脑脊液中，可以阻止一些分子进入大脑的深层组织。这些屏障组织的开放允许特定的内源性分子进入大脑，因此，一些药物也可以借此结构进入中枢神经系统而导致中枢毒副作用。

3. 血-神经屏障

血-神经屏障由神经纤维内的毛细血管壁、神经束膜和毛细血管内皮细胞组成，在神经间质液和血液之间形成屏障。脂溶性分子可以自由通过，但大分子物质、离子、水溶性不带电的物质会被限制通过。其中，毛细血管内皮细胞可以选择性地将某种分子从血液转运到神经纤维。

四、药物对中枢神经系统的作用特点与机制

中枢神经系统特殊的结构和功能决定了其成为药物作用的独特靶标的可能性。首先，中枢神经系统的结构和功能复杂，与其他器官系统的联系广泛，各

种生理功能均受中枢神经系统的影响或控制。药物作用于中枢神经系统后，不仅中枢神经系统可以快速地出现效应，而且能够通过各种神经递质的调控，影响机体其他器官系统做出相应的功能调整。其次，中枢神经系统具有较高的代谢率，正常成人脑只占体重的2.5%，供血量却占全身的15%，耗氧量占全身的20%。因此，除了药物的直接作用，中枢神经系统更易于受到低氧、低流量、低血糖等诱发的间接损害。另外，中枢神经系统包含血-脑屏障、血-脑脊液屏障、血-神经屏障，这些结构对药物及其代谢产物的转运具有重要影响。最后，神经细胞再生能力很差，死亡的神经元不能再生，受损部位将由胶质细胞增殖而填充，上述特点决定了中枢神经系统对药物反应的独特性。目前，临床上使用的很多药物能产生不同程度的中枢作用，并影响中枢神经系统的功能，其中有些被用于疾病的治疗，有些则成为药物不良反应的基础。

药物对中枢神经系统的作用根据其功能可分为两大类，即中枢兴奋药和中枢抑制药。抑制性递质释放增多或激动抑制性受体，均可引起抑制效应，反之则引起兴奋；兴奋性递质释放增多或激动兴奋性受体，产生兴奋效应，反之则导致抑制。中枢神经兴奋时，表现为欣快、失眠、不安、幻觉、妄想、躁狂、惊厥等，而中枢神经抑制则表现为镇静、抑郁、睡眠、昏迷等。

大多数药物作用于中枢的方式是影响突触传递的某一环节，引起相应的功能变化。根据递质作用的方式可分为两类：突触前机制和突触后机制（受体的激动或拮抗）。

突触前机制主要是影响递质的代谢，一些药物通过影响递质的合成、储存、释放和灭活，从而实现对突触的信息传递调节。例如，氯苯丙氨酸通过阻断5-HT的合成而发挥药效；利血平干扰突触前囊泡内儿茶酚胺的储存和释放而导致去甲肾上腺素能神经末梢囊泡内递质的耗竭而产生降压作用；三环类抗抑郁药主要是通过抑制NA和5-HT的再摄取，增加其在突触间隙的浓度，促进突触传递功能而发挥抗抑郁的治疗作用。

突触后递质受体是药物作用的主要靶点。有些药物通过激动受体而发挥药理作用，如阿片类药可以模拟内啡肽的作用；有些药物通过阻断受体而产生药理作用，如典型的抗精神病药氯丙嗪通过阻断多巴胺（dopamine，DA）受体而发挥镇静作用。对受体的拮抗也是引起中枢神经系统症状的常见机制，如士的宁通过阻断甘氨酸与其受体的结合而发挥作用。药物也可以通过直接作用于离子通道或受体激活后的任何下游环节而发挥药效。

第二节
药物安全性评价过程中开展中枢神经系统研究必要性

中枢神经系统是维持生命的重要系统，控制机体的运动、思维、情绪、意识、免疫系统及神经内分泌系统。因此，中枢神经系统在药物非临床安全性评价中具有重要的地位，安全药理学研究应以充分的指标来达到对该系统的重点观察。

一、中枢神经系统毒性是药物研发阶段的重要限制因素

中枢神经系统接收周围神经、内分泌和免疫系统的信息，通过综合和分析、对各系统的神经行为或行为功能进行调节，从而保证生命活动的正常进行。正是因为中枢神经系统结构的复杂性和功能的特殊性，药物易诱发中枢神经系统的毒副作用，所以中枢神经系统毒性一直是药物研发的重要限制因素。Redfern 等 2011 年的调查显示：新药非临床研发阶段由于神经系统毒性而终止研发的比例约为 14%，而在临床试验（Ⅰ～Ⅲ期）阶段该数据达到 21%，且该数据近 10 年一直维持在 22% 左右。

由于中枢神经系统毒性而被迫终止研发的例子有很多。例如，美国 Jazz 药物制剂公司研发的羟丁酸钠（sodium oxybate），其活性成分 γ-羟基丁酸盐是已上市药物羟丁酸钠（主要用于减少日间嗜睡症的日间睡眠及发作性睡病的猝倒的治疗）的成分之一，Jazz 拟将小剂量的 γ-羟基丁酸盐用于纤维肌痛的治疗。目前，美国纤维肌痛的患者已将近 600 万，而上市的治疗药物仅有 3 个：盐酸度洛西汀（duloxetine hydrochloride）、米那普仑（milnacipran）及普瑞巴林（pregabalin）。Rckinla 被认为是很有希望上市的第 4 个纤维肌痛治疗药物。然而，在Ⅲ期临床试验中，研究人员发现其可产生无力、头痛、眩晕等中枢神经系统症状以及无法解释的滥用倾向性，这导致其在 2011 年未能获得 FDA 的批准，同时在欧洲也被淘汰。

勃林格殷格翰公司研发的 Girosa 也由于在临床试验中被发现具有中枢神经系统毒性而终止研发。其曾被预言投放市场后每年销售额将达到 3 亿美金，然而它的 4 次临床试验均因具有严重的中枢神经系统症状（如抑郁、头晕、头痛、烦躁、无力等）而未能得到 FDA 的批准。

二、中枢神经系统毒性影响药物的临床应用

药物在临床应用过程中诱发的中枢神经系统症状非常普遍，Budnitz等的调查结果显示，药物应用于临床所诱发的严重毒副作用中，神经系统症状大约占39%。药物诱发的中枢症状（如头痛、头晕、恶心、呕吐、感觉异常、抽搐等）不仅给患者带来痛苦，严重影响生活质量，而且可能诱发中枢神经系统的机能紊乱，表现为兴奋不安、精神错乱、惊厥甚至昏迷等致死性的损伤。

近年来，很多药物因为严重的中枢神经系统毒性而影响其在临床的广泛应用。齐拉西酮（ziprasidone）是美国上市的第15个非典型抗精神病药，主要用于精神分裂症、急性躁狂症及双相情感障碍的治疗。齐拉西酮的临床毒副作用几乎囊括了所有的中枢症状：眩晕、晕厥、抑郁、焦虑、意识错乱、嗜睡、发热、寒战、颤抖、出汗、肌肉僵硬等。另外，除了在老年痴呆精神患者中因诱发死亡而遭到黑框警告外，其还因为在儿科临床试验中诱发运动障碍而被黑框警告。

无独有偶，HIN1疫苗Pandremix在2009年9月得到欧洲药品管理局（European Medicincs Agency，EMA）的批准，用于H1N1流感大流行的预防，随后在世界范围内开始用于H5N1的大流行预防。2010年8月，瑞士药品管理局（The Swedish Medical Products Agency，MPA）和芬兰国家卫生福利研究所（The Finnish National Institute for Health and Welfare，THL）就Pandremix的毒副作用开始调查。调查结果显示，Pandemrix除引起头痛、疲惫、寒战、多汗等常见中枢症状外，在4~19岁儿童中还可增加发作性睡病的发生。2011年，其被禁止在20岁以下人群中使用。

三、中枢神经系统毒性导致药物退出市场

有很多药物由于严重的中枢神经系统毒性而退出市场。例如，利莫那班（rimonabant），作为全球第一个选择性CB1内源性大麻素受体抑制剂类减肥药，主要用于人体质量指数（body mass index，BMI）超过30 kg/m^2 或者BMI达到27 kg/m^2 并同时存在2型糖尿病或血脂异常等肥胖高危因素的患者。2004年，利莫那班Ⅲ期临床试验结果公布。这项500个临床中心参与的随机、双盲、安慰剂对照临床试验，纳入3000多例超重或肥胖患者，其中许多人伴有高血压、血脂异常和代谢综合征。实验分为利莫那班高剂量组（20mg/d）、低剂量组（5mg/d），以及安慰剂组，各组患者均在用药的基础上采取低能量饮食。在为期2年的临床试验结束时，利莫那班高剂量组、低剂量组和安慰剂组的患者腰围分别从基线水平减少了7.9cm、4.8cm和3.8cm，3

个剂量组的患者体重自基线下降 5％ 以上的比例分别为 62.5％、36.7％ 和 33.2％。该研究结果表明，利莫那班不仅抑制食欲的疗效十分明显，可以达到有效减肥的目的，而且可以使 32％ 的受试者维持减重成果至少 2 年；同时还发现，利英那班作用于与心脏疾病有关的另 2 种风险因子——吸烟和高胆固醇，即具有辅助戒烟和改善脂代谢紊乱的作用。由于临床上肥胖患者常常伴发心脏损伤，该药的治疗将对患者带来更大的益处，因此，利莫那班一度被认为是最有前景的减肥药物。自 2006 年利莫那班开始在欧洲投放市场，至 2008 年已经在全球 56 个国家销售。但由于其临床研究结果显示中枢 CB1 受体抑制可以诱发严重的抑郁症，并增加自杀危险性，2006 年并未得到美国 FDA 的批准。基于临床资料的支持，欧盟 EMA 于 2008 年 10 月建议暂时停止销售利莫那班，并于 2009 年 1 月宣布其正式撤市。

第三节
中枢神经系统安全药理评价常用试验方法

鉴于安全药理学研究的阶段性，在药物进入临床试验前，应完成对中枢神经系统、心血管系统和呼吸系统有影响的核心组合试验的研究。核心组合试验对于中枢神经系统要求直接观察给药后动物的一般行为表现、姿势、步态，有无流涎、肌颤及瞳孔变化等，并定性和定量评价给药后动物的自发活动、机体协调能力及与镇静药物的协同/拮抗作用和体温等的变化。出现明显的中枢兴奋、抑制或其他中枢神经系统反应时，应进行相应的体内或体外试验的进一步研究。下面就目前常用的评价模型进行简单的阐述。

一、核心组合试验

我国 2014 版的《药物安全药理学研究技术指导原则》建议：中枢神经系统的核心组合试验应定性和定量评价给药后动物的运动功能、行为改变、协调功能、感觉/运动反射和体温的变化等，以确定药物对中枢神经系统的影响。

1. 功能观察组合试验

功能观察组合（functional observation battery，FOB）试验起初用于评价受试物对机体中枢和周围神经系统影响的观察性试验方法，主要评价机体行为、感觉/反射等功能的改变，用于受试物神经和行为毒性的筛选。最早仅限于小鼠，目前已广泛用于大鼠，并开始在犬和猴试验中应用。因其操作简单、指标系统而全面，已经成为 ICH 推荐使用的人用药中枢神经系统的评价方法之一。

FOB试验在试验操作上通常分为观察性评估和操作性测试。观察性评估是直接观察动物的活动度、姿态、运动、步态等，是基于动物的本能反应，观察者与动物没有直接接触，判断指标是按照一定的标准定性或分级评定。操作性测试主要是检测动物特异性的神经功能，需要借助一定的试验装置。试验的操作应遵循一定的顺序，即对动物刺激小的操作（观察性评估）在前，动物抓取等操作在后，最后进行体温检测。其具体的检测指标应结合动物及药物的作用特点，结合各实验室的实际情况选择，但应包含行为、运动、感觉的定性和定量测定。

中枢神经系统是一个复杂的系统，其功能的改变涉及复杂的调控，仅以一两项指标难以全面反应药物对中枢神经系统的影响。FOB试验不仅可以系统地对中枢神经系统的功能改变进行评价，而且可较早地检测到这些改变，其优点主要表现为方法简单、经济、有效、指标敏感、全面。

目前，国外一些实验室逐渐结合心血管系统、呼吸系统试验，开始在犬、猴、小型猪等大动物的安全药理评价中应用FOB试验。

2. 旷场试验

旷场试验（open field test，OFT）又称开放场试验，最初应用于对大鼠情绪状态的研究，其原理是基于动物畏惧开放场地同时又因为对新鲜事物好奇而去探索的天性。OFT是定性、定量研究啮齿类动物自发活动和探索行为的常用方法，几乎可应用于啮齿类动物所有的行为学评价中。经过不断创新推广，OFT已经被应用于犬、猪、猴等其他动物品系的评价中。

目前，OFT中自发活动测试方法应用最多的是红外光束法，即将动物阻挡红外光束的次数作为动物活动的数据，并通过计算机系统记录下来。该方法通常获得的简单指标包括活动总路程、活动次数、活动时间等。

随着科技的进步，采用啮齿动物活动自动识别装置可以分辨足、尾部、面部等的细微动作，并结合动物的主要身体姿势和修饰动作更加准确地反映动物的自发行为。例如，某一肢体越过的格子数为水平得分（crossing）、后肢站立次数为垂直得分（rearing）、修饰次数、尿便次数等。同时对于大动物（如比格犬、恒河猴）也有了相应的评价和识别手段。

OFT是评价实验动物在新环境中的自主行为、探究行为，以及焦虑、抑郁状态的常用方法。操作简便，方法可靠，特别是计算机技术和图像处理技术的引入，使动物行为分析的检测指标类型大为增加，且具有高效、无创、灵敏、客观等诸多优点，但应该注意环境和操作可引起动物紧张，从而对结果产生影响。

3. 协调平衡运动试验

协调平衡运动试验是药理学的经典试验方法，其原理为动物经过训练后能够在转动的杆上爬行并能够保持协调运动。如果药物影响其协调平衡能力或者肌肉张力，动物则从转杆上跌落。依据检测指标的不同，可选择转杆匀速转动（记录给药后大鼠自转杆上跌落的次数）或者转杆加速转动（记录动物在杆上停留的时间）。

一般使用转杆法进行协调平衡运动试验，动物可以采用大鼠或小鼠，一般协调平衡能力测定选择雄性动物。实验前先对动物进行训练，在转杆上 10min 内不落下或落下次数少于 1 次者为合格动物，3min 内落下 2 次以上（含 2 次）者为阳性动物。

协调平衡运动试验操作简单，动物依从性好，但指标比较单一，有时候需要区别动物是因为肌张力降低、疲劳，还是因为协调平衡能力下降而造成的落杆。

4. 大、小鼠步态分析系统

大、小鼠步态分析系统是一个定量评估啮齿类动物模型脚步和步态的系统。一般采用脚印光亮折射技术，基于颜色的自动跟踪软件，能够捕获每一个足印的详细信息并进行足印分析，并通过测量动物的体重分布获得脚步的压力差异，可以对大、小鼠的运动功能进行客观和定量的分析评价。

大、小鼠步态分析系统可用于评价受试物的中枢及周围神经损伤、神经性疼痛，以及运动失调等。

步态分析系统的检测指标包括脚印面积、悬空和触地时间、触地速度、支撑时相比、压力、脚间距离、步周长、同侧脚印间的距离、单位时间脚步数、支撑方式、步序、时相延迟、行走速度等。

5. 大、小鼠抓力测定试验

通过仪器对大、小鼠抓力进行测试，评价药物对动物肢体力量的影响程度，也可对动物的衰老、神经损伤、骨骼损伤、肌肉损伤、韧带损伤程度及其恢复程度进行评价。

动物采用大鼠或小鼠，将动物放置在抓力板，轻轻后拽鼠尾，待动物用力抓住抓力板时适当增加后拉力度，以测定动物的最大抓力。操作步骤：用右手将大鼠抓住后按放在抓力板上，左手向前推住抓力板，然后右手向后滑至鼠尾部，左手轻轻松开抓力板，抓力板随右手拉鼠尾的力量向前滑行，待动物用力抓住抓力板时应及时加力后拉，使其测到动物的最大抓力，如果不及时加力动物会主动松爪回身攻击或逃避。连续测量 3 次，取平均值。试验时使抓力板呈水平方向运动，避免由于抓力板倾斜而造成测试不准。

6. 睡眠协同试验

睡眠协同试验的原理是催眠药和镇静药可延长单次给予戊巴比妥钠诱发动物睡眠的时间。在戊巴比妥钠催眠的基础上观察受试物是否能够延长睡眠时间，试验方法以翻正反射消失为指标，观察受试物与戊巴比妥钠有无协同作用。

试验动物一般选择昆明种小鼠，因为巴比妥类药物在小鼠体内具有快速代谢排泄的特点。使用戊巴比妥钠阈下催眠剂量，即 90%～100% 的小鼠翻正反射不消失的最大剂量。预先给予受试药，在给药后合适的时间（一般是药物峰作用值前 10～15min），在小鼠腹腔注射最大阈值下催眠剂量的戊巴比妥钠。凡是 30min 内翻正反射消失 1min 以上者，表明已发生睡眠。也可同时记录动物睡眠持续时间以进行组间比较。

7. 小鼠热板法测痛试验

当小鼠置于 55 ℃ 的热板之上时，小鼠由于对热刺激不能耐受而会产生踢后腿、舔后足和跳跃等反应，因此，这 2 种反应被确定为反应疼痛强度的指标，而将小鼠放置在热板上到其出现上述反应为止的时间为痛阈。

试验选用昆明种雌性小鼠，将小鼠放在预热至 55℃ 的金属板上，记录其足底接触热板到出现舔后足的时间，以小鼠舔后足或跳跃反应的潜伏期为痛阈指标。

8. 小鼠醋酸扭体法测痛试验

将化学药物注入小鼠腹腔内，刺激脏腹膜和壁腹膜，引起较大面积和深度的、较长时间的炎性疼痛，致使小鼠出现腹部内凹、躯干与后肢伸张、臀部高起等行为，称为扭体反应。试验一般选用昆明种小鼠，给予待测药物一定时间后（依据药代资料确定），每只小鼠腹腔注射醋酸溶液，记录扭体开始时间（扭体潜伏期）和 15min 内小鼠扭体次数。

二、追加的安全药理学试验

当核心组合试验、临床试验、流行病学、体内外试验及文献报道提示药物存在潜在的、与人体安全性有关的不良反应时，应追加安全药理学研究。追加的安全药理学试验是除了核心组合试验外，反映受试物对中枢神经系统的深入研究。追加的安全药理学试验根据已有的信息，具体情况具体分析，选择追加的试验内容。对中枢神经系统的研究包括对行为、学习记忆、神经生化、视觉、听觉和（或）电生理等指标的检测。

1. Morris 水迷宫

Morris 水迷宫试验是 1981 年由美国科学家 Morris 建立的，基于鼠类天生会游泳且会本能地寻找水中的休息场所的原理，用强迫大、小鼠游泳并学习寻找隐藏在水中平台的方法来测试其空间定位的学习与记忆能力。最初用于研究脑内结构对学习和记忆的调节作用，后来逐步发展成为目前最常用的评价动物学习与记忆的模型。Morris 水迷宫测定指标客观，实验重复性强，有计算机管理和摄像监控，使用方便，可将实验结果重放，是学习与记忆功能测定的国际通用方法。

Morris 水迷宫法使用大鼠或小鼠，实验时，将大、小鼠头部朝池壁轻轻地放入水中，记录其入水时间及在水中的游泳运动轨迹，根据试验需要选择反映其记忆能力的指标进行分析，如潜伏期、游泳距离、平均游泳速度、20％区域时间等，并将此作为分析动物搜索目标时采用何种策略的依据。

根据试验目的，可以研究药物对动物空间导航任务的信息采集和记忆能力的影响，常用的有：探查训练、对位训练、重复学习、信号学习、辨别学习等，也可以用来研究工作记忆、参考记忆和任务策略。

2. 高架十字迷宫

高架十字迷宫是利用动物对新环境的探究特性和对高悬敞开臂的恐惧心理而形成动物的矛盾冲突状态，以此反映动物的焦虑情绪。高架十字迷宫具有一对开臂和一对闭合臂，啮齿类动物由于嗜暗性会倾向在闭合臂中活动，但出于其探究天性又会在开臂中活动。在面对新奇环境刺激时，动物同时产生探究的冲动与恐惧，这就造成了探究与回避的冲突行为，从而产生焦虑心理。抗焦虑药物能明显增加进入开臂的次数与时间，致焦虑剂则相反。考察动物进入开臂的次数及滞留时间，可以同时反映抗焦虑药物和致焦虑剂的作用，且快速简单，是行为学研究尤其是焦虑抑郁研究的经典试验，在精神药理学研究中使用非常普遍。

正常动物对开臂保持一定的探究活动，而焦虑动物对开臂的探究减少。如果药物增加动物对开臂的偏爱（即增加进入开臂的次数和在开臂滞留时间的百分比），而不改变入臂总次数，则认为其有抗焦虑作用；如果药物减少动物对开臂的偏爱，同时又不改变入臂总次数，则认为该药有致焦虑作用。进入开臂次数及滞留时间与大鼠的焦虑情绪呈负相关，进入开臂次数越少，滞留时间越短，说明老鼠的焦虑情绪越严重。

3. 大鼠脑电图测定

脑电图是一种反映中枢神经系统瞬间突触活性整合的非创伤性检测方法，能够评价药物对大脑不同区域和不同结构的作用，也适用于睡眠的研究。

首先进行实验动物模型的制备，大鼠用水合氯醛经腹腔注射麻醉后，俯卧位固定于脑立体定向仪。剔除大鼠头部的毛发，局部消毒。沿大鼠头部正中线切开头皮 8～10mm 长的切口，暴露前囟及冠状缝。根据试验需要确定电极的位置，植入单极电极。鼻骨埋植钟表螺丝，引出接地电极，2 个电极均接入 USB 两孔插件端子，使用自凝牙托水和牙托粉固定于颅骨上。端子经皮下隧道于大鼠背部引出，缝合头部和背部皮肤切口。待动物伤口愈合后进行脑电描记（一般于术后 2 周），将大鼠背部电极端子经插件导线与记录导线相连后，记录脑电图。在大鼠清醒状态下，连续描记脑电图 120min，作为背景数据。

4. 长时程增强效应

长时程增强效应（long time potentiation，LTP）是指给突触前纤维一个短暂的高频刺激后，突触传递效率和强度增加几倍且能持续数小时至数天。LTP 最初于 1973 年被发现，研究者用电刺激麻醉兔的内嗅皮层，使海马表层的穿通纤维兴奋，可在海马齿状回记录到场电位。先用高频电刺激几秒钟后，再用单个电刺激，记录到的部分场电位幅度大大超过原先记录的对照值，这种强度增加可持续几小时甚至几天，这一现象后来就被称为 LTP。1983 年，研究者又发现 N-甲基-D-门冬氨酸受体通道复合体在 LTP 过程中起重要作用，进一步深化了对 LTP 在大脑学习、记忆中作用的理解。目前，海马 LTP 被认为是学习、记忆存在的分子基础。

参考文献

[1] Budnitz D S，Pollock D A，Weidenbach K N，et al. National surveillance of emergency department visits for outpatient adverse drug events [J]. The journal of American medical association，2006，296(15)：1858-1866.

[2] Gumilar F，Lencinas I，Bras C，et al. Locomotor activity and sensory-motor de-velopmental alterations in rat offspring exposed to arsenic prenatally and via lactation[J]. Neurotoxicol Teratol，2015，49：1-9.

[3] Hall C S，Ballachey E L. A study of the rat's behavior in a field：a contribution to method in-comparative psychology [J]. University of California publications in psychology，1932(6)：1-12.

[4] Montero A J，Escobar M，Lopes G，et al. Bevacizumab in the treatment of metastatic breast cancer：friend or foe? [J]. Current oncology reports，2012，14(1)：1-11.

[5] Nohynek H，Jokinen J，Partinen M，et al. AS03 adjuvanted AHIN1 vaccineassociated with an abrupt increase in the incidence of childhood narcolepsy in Finland[J]. PLoS One，2012，7(3)：e33536.

［6］Pryt L，Belzung C. The open field as a paradigm to measure the effects of drugs on anxie-
　　 ty-like behaviors：a review ［J］. European journal of pharmacology，2003，463(1-3)：3-33.

［7］Pugsley M K，Dalton J A，Authier S，et al. Safety pharmacology in 2014：new focus on
　　 non-cardiac methods and models ［J］. Journal of pharmacological and toxicological meth-
　　 ods，2014，70(2)：170-174.

［8］Pugsley M K，Towart R，Authier S，et al. Innovation in safety pharmacology testing ［J］.
　　 Journal of pharmacological and toxicological methods，2011，64 (1)：1-6.

［9］Redfern W S，Valentin J P. Trends in safety pharmacology：posters presented at the an-
　　 nual meetings of the Safety Pharmacology Society 2001-2010［J］. Journal of pharmacolog-
　　 ical and toxicological methods，2011，64(1)：102-110.

［10］Stanford S C. The open field test：reinventing the wheel ［J］. Journal of psychopharma-
　　　 cology，2007，21(2)：134-135.

［11］Stevens J L，Baker T K. The future of drug safety testing：expanding the view and nar-
　　　 rowing the focus ［J］. Drug discovery today，2009，14(3-4)：162-167.

07

第七章
心血管系统安全药理学概述

　　心血管系统不仅供给机体组织细胞适当的营养物质、呼吸气体、激素、代谢产物，还能将组织和细胞的代谢废物及外源性物质（如侵入机体的微生物）去除。心血管系统通过流向全身各组织的血液循环维持机体内环境的稳态，调控体温并维持组织和细胞的 pH。因此，心血管系统在保持机体各主要器官（尤其是依靠血液运输营养物质和氧气的血管丰富的器官）活性和功能方面起着非常重要的作用。如果心血管系统由于药物的作用而受到损伤，将对机体产生深远的影响。

第一节
心血管系统基本概念

　　心血管系统有 2 个主要组成部分：心脏和血管。其中，血管由动脉、静脉、毛细血管构成。这两部分都有非常重要的作用，掌握心脏的正常解剖和生理有利于更好理解外源性化学物对心功能的影响。心脏的主要功能是将血液泵到肺和全身的动脉中以供给机体各组织氧气及营养物质。安全药理试验一般根据血压、心电图以及相关生理指标的变化评价药物对心血管系统的影响。因此，了解血压和心电图形成的生理学基础有助于更深入理解药物作用的机制，从而更全面、准确地评价其对心血管系统的影响。

一、血压的生理学基础

　　血压（blood pressure，BP）是指血管内流动的血液对单位面积血管壁的侧压力，即压强，常用高于大气压的千帕（kPa）或毫米汞柱（mmHg）值表示（1mmHg＝0.133 kPa）。

　　血压形成的前提是循环系统内有足够的血液充盈，其充盈的程度可用循环系统平均充盈压来表示，即血液停止流动时，血液对血管壁的侧压力。此时循环系统各处的压强均相同，其大小取决于循环血量和血管容量之间的相对关系。如果循环血量增多或血管容量减小，则循环系统平均充盈压增高；反之，循环血量减少或血管容量增大，循环系统平均充盈压就降低。在犬的实验中，测得犬的循环系统平均充盈压为 0.93 kPa，人的循环系统平均充盈压也接近这一数值。

　　形成血压的另一个基本因素是心脏射血。心室收缩所释放的能量可分为两部分，一部分用于推动血液流动，是血液的动能，表现为推力；另一部分形成对血管壁的侧压，并使血管壁扩张，是血液的势能，表现为血压。在心脏舒张期，扩张的大动脉弹性回缩，可将一部分势能转变为动能，推动血液继续向前流动。在推动血流的过程中，由于不断地克服血流阻力，消耗能量，势能不断地转变为动能，故从主动脉到静脉，血压逐步递减，血液由大静脉回到右心房时，压力已接近于零。但各部血压的降落是不均匀的，由于小动脉、微动脉的血流阻力最大，此段血压降落的幅度也最大。

二、心电图的生理学基础

心脏动作电位的特征性表现说明了离子流动是如何产生膜电位的。细胞在静息状态时，肌纤维膜两侧的电荷密度称为 4 相或舒张期膜电位，一般是 -90mV 左右（细胞内相对细胞外为负值）。当动作电位产生时，电压门控 Na^+ 通道开放，Na^+ 迅速内流，细胞去极化，膜电位由 -90mV（非起搏细胞）上升到 0mV 以上，因而形成 Na^+ 电流和动作电位的升支（0 相）。随后，Na^+ 通道关闭，电压门控 K^+ 外流通道暂时激活，产生发生在 0 相后的短暂的快速除极化（1 相）。在 Na^+ 快速内流和紧接着的细胞膜除极化过程中，电压门控 Ca^{2+} 通道开放，Ca^{2+} 在 $-30\text{mV} \sim -40\text{mV}$ 时开始缓慢持续内流，形成 Ca^{2+} 电流（$I_{Ca^{2+}}$）。当 Na^+ 内流停止，Ca^{2+} 持续进入细胞，形成 2 相的特征性平台期，之后电压门控的 Ca^{2+} 通道关闭，K^+ 通过 2 个主要通道外流：一个通道负责抵消内向电流，另一个通道负责抵消延迟电流，这就导致了最终的复极化（3 相），使膜电位回到静息水平，但是细胞必须不断通过 Na^+-K^+ 泵的活动排除多余的 Na^+，并从细胞膜外摄入 K^+ 以维持 Na^+、K^+ 的正常浓度梯度。

心脏的周期性由起搏细胞开始，产生自动除极化并将除极化电流传给相邻细胞。起搏细胞并不收缩，但它负责诱发动作电位并将其传给心肌细胞。自动除极化可以发生在心脏的不同部位：窦房结、房室结、房室束和浦肯野纤维。在生理状态下，窦房结细胞的动作电位发生频率最快，因此它主导心脏节律（称为起搏点），如果窦房结受到损伤或者被抑制，去极化第二快的细胞（房室结）就承担起搏作用，房室结自动除极化要比窦房结慢，而房室束和浦肯野纤维比房室结更慢。非窦房结起搏细胞被称作潜在起搏点，一旦正常起搏失效，它们将接替主导心脏节律。但是，由于潜在起搏点发起的频率比正常慢，正常心功能就会因自动除极化频率减慢而受到影响。

心动周期一般起始于窦房结细胞的自动除极化。电冲动通过心房肌传到房室结，它的密集纤维组织使得传导速度由于缓慢的 Ca^{2+} 依赖的升支而下降。这种房室之间的传导延迟使心房在心室除极化前可以充分收缩。房室结冲动再传给房室束、束支和纤维，引起心室肌的除极化和收缩。

心脏除极化和复极化产生的电流传遍整个心脏、体液和体表，因此，心脏电活性可以通过皮肤表面的电极进行监测，这就形成了特征性心电图。心电图中有几个有意义的间隔：PR 间期主要对应传导通过房室结；QRS 时程对应心室除极化；ST 波段对应心室复极；QT 间期对应心室除极和复极过程。PR 间期延长表示房室传导受阻；而 QRS 波群变宽表明有房室束传导阻断可能；ST 段明显偏离等电基线说明心脏有缺血性损伤可能。异常心电图中 QT 间期节律常随心率改变并经常以心率来校正，QTc 间期延长常见于能延长心脏动作电位持续时间的药物。因此，心电图记录的有用信息可以用来说明外源化学物质损伤心功能的机制。

三、药物作用于心血管系统的特点和机制

心血管系统是一个封闭的管道系统，由心脏和血管组成。心脏是动力器官，血管是运输血液的管道。心脏通过有节律性收缩与舒张，推动血液在血管中按照一定的方向不停地循环流动，称为血液循环。血液循环是机体生存最重要的生理机能之一。通过血液循环，血液的全部机能才得以实现，并随时调整分配血量，以适应活动的器官、组织的需要，从而保证了机体内环境的相对恒定和新陈代谢的正常进行。目前，用于治疗心血管疾病的药物非常多，同时也有一些药物在应用中出现了心血管系统的毒副作用。本书仅简要介绍安全药理学所关注的药物作用于心血管系统引起的血压和心电图指标改变的作用机制。

药物对心血管系统的作用简要概括为：血压的升高和降低、心电图传导的变异。影响血压的药物的作用机制主要通过改变外周血容量和外周血管阻力达到升压或降压的效果。升血压药物相对较少，主要用于危重患者的急救，如肾上腺素类药物。降血压药物相对较多，根据其作用机制的不同可以分为以下几类：利尿剂、β 受体阻滞剂、钙通道阻滞剂、血管紧张素转换酶抑制剂、血管紧张素受体拮抗剂、复合制剂。药物对心电图的影响主要是通过对 Na^+ 通道、K^+ 通道的作用实现的。因此，一般作用于 Na^+、K^+ 等离子通道的药物存在影响心电图的风险。例如，抗心律失常药物胺碘酮可阻断 K^+ 通道，苄普地尔对 Na^+ 通道有阻断作用、抗生素中的大环内酯类药物红霉素对 K^+ 通道有阻断作用等。

第二节
药物安全性评价过程中开展心血管系统研究必要性

药物安全性评价，即在药物上市之前对药物的安全性进行系统性的判断与

评价。它分为非临床评价和临床评价，非临床评价是整个新药评价系统工程中不可逾越的桥梁，其所获得的结论对新药进一步的研究至关重要。在新药的非临床评价中，心脏毒性是影响药物安全性的主要因素。更有学者指出，1990～2006年，约有1/3的药物因为心脏毒性的问题而直接被淘汰。由此可见，心血管系统在安全评估中的重要性。

新药在进入非临床评价前必须进行动物的在体和离体心脏安全性评估，这在关于心脏安全评估的ICH S7B文件中做出了明确的规定，这也使得近年来一些已投入临床使用的药物因为具有致心律失常的不良反应陆续被召回。

为了有针对地开展新药心血管系统的安全性评价，对药物引起的心脏毒性还要进行分析整合。药物引起的心脏毒性主要表现为：心率异常、缺血性心脏疾病、心脏肥大、心力衰竭和心肌病等。

据统计，在临床药品不良反应事件的报告中，心血管毒性占16％；47个上市后撤市的药品中，15个因肝毒性问题撤市，21个因心脏安全性问题撤市，其中包括11个药品导致尖端扭转型室性心动过速而撤市。下面将以1例撤市药物及1例待观察药物为例说明心血管安全性的重要性。

一、万络（罗非昔布）撤市的启示

非甾体抗炎药（nonsteroidal anti-inflammatory drugs，NSAIDs）是一类不含有甾体结构的抗炎药。NSAIDs自阿司匹林于1898年首次合成后，100多年来已有100多种共1000多个品牌上市，该类药物具有抗炎、抗风湿、止痛、退热和抗凝血等作用，在临床上广泛用于骨关节炎、类风湿性关节炎、多种发热和各种疼痛症状的缓解。目前，NSAIDs是全世界使用最多的药物种类之一，每天大约有3000万人使用。随着NSAIDs使用的增多，这类药物的安全使用问题也越来越受到临床医师、药师、患者、社会和政府的关注。

NSAIDs的药理作用机制主要是通过抑制环氧合酶，减少炎性介质前列腺素的生成，产生抗炎、镇痛、解热的作用。

万络属于昔布类药物，昔布类药物是一类新型非甾体解热镇痛抗炎药，能选择性抑制环氧合酶-2（cyclooxygenase-2，COX-2），而对环氧合酶-1（cyclooxygenase-1，COX-1）影响较小。因较COX-1抑制剂的胃肠道不良反应小，该类产品自1998年问世后在非甾体解热镇痛抗炎药的市场中占有较大份额。这类药物现已成为治疗风湿性关节炎的主要药物，被广泛应用于临床。然而，2004年8月25日，美国FDA药物安全部在法国波尔多市召开的第20届国际药物流行病学和治疗风险处理国际会议上公布：服用大剂量万络（＞25mg）及其他传统NSAIDs（如萘普生、吲哚美辛等）的患者，其心肌梗死和心源性猝死发病的危险程度是很少使用 NSAIDs 患者的 3 倍。为此，默沙东公司于 2004 年 9 月 30 日主动从全球市场撤回万络。这是国内继中美史克公司的康泰克、拜耳公司的拜斯停之后的第三起药品召回事件，也是国内第一起制药企业自愿回收药品事件，被称为"万络事件"。万络事件不仅影响万络药品本身，还有可能影响 COX-2 抑制剂这一类药。该类药如果长期大剂量应用都有增加心血管方面的风险。万络事件提示：如果某一类药有潜在的心血管毒性，在其应用过程中应加强不良反应监管，严重的话可能会限制其使用甚至撤市。

万络事件也让我国医药界深刻认识到，加强药物上市前安全性评价及上市后的监测势在必行。

二、罗格列酮安全性讨论

罗格列酮为噻唑烷二酮类药物，通过增加胰岛素敏感性而改善血糖水平，单独或联合其他降糖药（如二甲双胍或磺酰脲类）用于治疗非胰岛素依赖型糖尿病，即 2 型糖尿病。

罗格列酮于 1999 年在国外上市，并先后在 100 多个国家或地区销售和使用。在我国，葛兰素史克公司于 2000 年首先上市罗格列酮。目前，国内罗格列酮的生产企业达 10 余家，产品包括马来酸罗格列酮、盐酸罗格列酮、酒石酸罗格列酮和罗格列酮钠，均为口服制剂。除单方制剂外，马来酸罗格列酮与二甲双胍的复方制剂也可用于 2 型糖尿病的治疗。

罗格列酮上市之初，该产品的心血管安全性就引起了药品监管部门的高度警惕。因其可导致液体潴留和充血性心力衰竭，欧盟将其作为二线治疗药使用，美国也多次修改产品说明书，将心力衰竭风险加入了黑框警告。2006 年，葛兰素史克公司向药品监管机构提供了一项有关罗格列酮临床试验的荟萃分析研究，该研究结果提示，罗格列酮引起心肌梗死的风险较对照组的高 30%。罗格列酮缺血性心血管风险的暴露促使各国监管部门启动了对该药品的效益/风险评估工作。在当时可获得的证据的基础上，欧美药监部门倾向认为罗格列酮可增加缺血性心血管事件的发生风险，但其总体效益仍大于风险。此后，FDA 发布信息称基于使用罗格列酮发生心血管事件（如心脏病发作和卒中）的风险可能升高的数据，将严格限制罗格列酮的使用，仅用于那些其他降血糖药物不能控制病情的 2 型糖尿病患者。欧洲药品管理局在结束对罗格列酮的评估后也发布信息称，目前已累积的数据支持罗格列酮可增加心血管风险这一结论，在无法找到其他方法来降低其风险后，认为罗格列酮的效益不再大于其风险，并建议欧盟委员会暂停罗格列酮及其复方制剂的上市许可。在我国，专家认为因以心血管事件为终点的长期临床试验结果尚在评估中，且目前罗格列酮与缺血性心血管事件的因果关系尚无最终定论，在这种情况下，考虑到尚无其他降糖药可替代罗格列酮，从保护患者的角度出发，支持在我国对罗格列酮采取严格的风险管理措施，建议通过限制适应证、适用人群、增加警示信息等方式严格规范罗格列酮的临床使用。

纵观罗格列酮争议的风云变幻，我们清晰地认识到药物安全性评价是一项长期而持续的任务，对在心血管系统方面有毒性的药物进行安全性评价尤为重要。

第三节
心血管系统安全药理评价常用试验方法

鉴于安全药理学研究的阶段性，在药物进入临床试验前，应完成药物对中枢神经系统、心血管系统和呼吸系统影响的核心组合试验的研究。而核心组合试验对于心血管系统的要求是测定给药前后动物血压、ECG 和心率等的变化。如果药物属于易引起人类 QT 间期延长的化合物，应进行深入的试验研究，观察药物对 QT 间期的影响。

我国 2014 版的《药物安全药理学研究技术指导原则》建议心血管系统药物安全药理评价试验应测定给药前后动物血压（包括收缩压、舒张压和平均动脉压等）、心电图（包括 QT 间期、PR 间期、QRS 波时程等）和心率等的变化，建议采用清醒动物进行心血管系统指标的测定（如植入式遥测技术等）。根据所使用的动物状态，可将生理信号采集模式分为清醒动物和麻醉动物生理信号采集模型。

一、清醒动物的心血管安全药理学研究

根据 ICH S7A 的要求，进行心血管系统安全药理学的研究时，首选的实验模型是无压力生理条件下的清醒动物模型。这包括评价药物诱导的作用对动脉血流动力学和心电图等系统性的影响。然而，重要的心血管参数只能通过可与动物的生理系统直接关联的侵入性技术进行测量。遥测系统可以在动物的饲养笼内监测血流动力学参数，包括心率、动脉血压、ECG 等，从而减少与收集数据相关的压力。因此，遥测技术的引入可以实现对清醒动物生理信号的采集。

遥测系统在药物安全性评价中主要应用于安全药理学研究，是目前较为先进且科学的一项研究方法，逐渐被国内的 GLP 实验室采纳。目前主要有 2 种

遥测技术：全植入式遥测（implanted telemetry，IT）系统和马甲式遥测（jacketed external telemetry，JET）系统。JET 系统主要检测 ECG、体表温度，目前多用于毒理试验中的安全药理数据采集；全植入式遥测系统可以同时监测 ECG、血压、体温、心收缩力和血液学指标等。通过遥测技术可以采集心率和 ECG 相关指标，如 QRS 间期、QT 间期、ST 段和 PR 间期等。

植入式遥测技术是通过手术在动物体内植入一个植入子，将收集到的生理信号发射到体外的接收器上，再传输至计算机系统，由软件采集并分析得到数据。植入式遥测系统主要由植入子、接收器、数据转换器、环境压力参考仪、数据采集卡及计算机系统组成。植入子集成了传感器、放大器和无线信号发射器，根据研究的需要，有多种型号的植入子可采集不同类型的生理信号并可植入不同种属的动物体内。研究人员将植入子埋入动物皮下或腹腔内，生理信号被植入子采集到并转换成相应的电信号后用无线电发射出来，由接收器接收并传递给数据转换器，完成数据转换后传输至计算机进行数据处理。

常用的植入子有 D70-PCT 和 D70-PCTR，可对清醒比格犬进行植入手术。该 2 种型号植入子均有 1 对心电电极，可埋置于皮下采集 ECG 信号；1 个压力导管，插入动脉内可用于采集血压信号；以及位于植入子主体内的温度传感器，可监测动物的体温。D70-PCTR 在 D70-PCT 的基础上多了 1 对呼吸阻抗电极，埋植于胸廓两侧用于检测呼吸参数。

D70-PCTR 植入子的手术方法为：犬麻醉后采用仰卧位保定于手术台，在位于腹部正中腹白线的位置，沿腹白线开口约 2cm，切开皮肤、腹直肌，打开腹腔，用穿引器在皮下贯穿；将植入体的血压导管插入皮下穿引器孔中，将导管由腹腔切口引至腹股沟切口，穿刺股动脉后将血压导管插入 8~10cm，固定导管后缝合腹股沟切口。在动物胸廓左侧对应模拟Ⅱ导联正极的位置切开皮肤 1~2cm，将皮下穿引器从腹腔切口向左侧胸廓切口推进后，将正电极导线从腹腔切口穿过腹壁肌肉，再利用皮下穿引器引导穿过皮下引向正极切口，暴露正电极导线并制成环状结，固定于肌肉层组织上后，缝合皮肤。在动物胸廓右侧对应模拟Ⅱ导联负极的位置切开皮肤 1~2cm，同上所述，安置好负极电极后缝合皮肤。呼吸电极对分别置于第七肋骨的前侧和后侧，电极环需要放到肌肉层上。用剪刀或者止血钳在皮下钝性分离出放置电极线的空间。要确保电极不要置于背阔肌上，如果电极已经置于背阔肌上，那么应将其向腹侧肌肉移动，因为背阔肌运动比较频繁，肌电干扰较强。但是不要过度分离肌肉以至于穿透胸膜，电极环需要平贴到肌肉上。在表层肌肉之下，电极对之间的距离约为 2.5 cm。在关闭皮肤切口之前需要进行基线阻抗的确认，在最终固定电极之前，一定要使波幅在（60±10）Ω 之内。将植入体主体放入腹腔内，植入体标签侧朝向外，用缝线固定于腹壁上，用生理盐水冲洗腹腔，然后闭合腹腔。

术后给予抗生素预防感染并进行疼痛管理。观察动物一般状态，根据情况给予适当护理；观察术部愈合情况，加强饲养管理，防止犬舔咬、摩擦术部。至少恢复14天后，评估动物情况及植入子信号采集的质量，合格后即可用于遥测试验。

全植入式遥测评估药物的心血管效应被认为是安全药理学研究的黄金标准模型。因为动物不受外部因素的干扰，而且也没有麻醉依赖效应的影响，试验可以在动物最优的生理条件下进行。这种方法被认为是最好的临床模型，可很好地研究药物诱导的作用。而仪器装备后的动物在遥测评估心血管参数时可以重复利用，这一点可以减少所需动物的数目。此外，这样的研究也有一些实际问题，如建立和维持这一系统涉及已埋入植入子的动物护理，以及定期的信号检测。为了较成功地植入遥测设备，还必须进行高水平的培训。事实上，因为需要连续长时间收集数据，所以要非常注意数据的收集、管理和统计等问题。

非植入式遥测技术使用外置单元将信号采集并发射至接收器，然后传输至计算机。该技术无须手术，因此为无创技术。非植入式遥测系统主要由外置的传感器、接收器和计算机系统组成。研究人员将对应的电极贴片固定在动物的胸廓皮肤上用于采集心电信号，两条呼吸绷带安置于胸廓及腹部的位置用于采集呼吸信号，无创血压模块的袖带固定于尾根处用于测量血压。外置单元需要装入动物穿戴的马甲并固定在动物身体上，因此也称为马甲式遥测技术，它最初是为毒理试验研发的，后来结合了全植入式微创血压技术，也可用于安全药理学试验。

非植入式遥测技术操作简单，不会对动物造成创伤，一个接收器可以同时接收多个动物发射的信号且传输距离远，可适合于不同的动物饲养方式，故其更符合动物福利的要求。相对于植入式遥测技术来说，其除了免去手术创伤还避免了手术可能带来的感染及动物的各种不适，并且也可以得到稳定连续的心电和呼吸数据。但非植入式遥测技术的无创血压测量是充气式，每次充气压迫动物尾部会造成动物不适，并且该技术自身的限制会使测得的血压不如植入式方法的准确且波动较大，也无法连续记录血压波形，一般不适用于需要连续数据的安全药理学试验。

非植入式遥测结合使用全植入式微创技术测量血压，可以解决非植入式遥测技术在血压测量上的弊端。通过给动物植入一个微型植入子，将血压导管植入动物腹股沟分支动脉里，即可连续地获得准确的血压数据，并且不需要后期对导管进行日常维护。使用马甲式遥测系统需要对犬进行适应性训练，防止其在试验过程中撕咬马甲。

二、麻醉动物的心血管安全药理学研究

对药物心血管效应的安全药理学研究所需的基本参数有心率、动脉血压和心电图，可以在麻醉犬或其他适当的动物身上测定这些参数。但是麻醉剂对参数测定会有一些影响。在使用麻醉动物的时候，需要应用很多侵入性的技术，因此要充分考虑药物对心脏和血管功能的影响。一个良好的使用麻醉动物的研究的特征为：测量的参数变动小，有稳定的血流动力学状态，而且对药物诱导作用的检测能力强。但是，对于麻醉动物，一般不采取口服给药的方式，只有当静脉注射不合适的时候才选择十二指肠给药作为替代。总之，评估药物的心血管影响时，尽管 ICH S7A 的指导原则比较偏向于以清醒动物为研究对象，但是麻醉动物也是不可缺少的。

在麻醉动物模型中，可能要测量的参数包括左心室舒张压和收缩压、心肌收缩性、心率、心脏输出和在定量局部灌注条件下的动脉血流量。

在麻醉时，可采用注射给药（如戊巴比妥钠，α-氯醛糖）或者吸入给药（如异氟烷）。给予动物机械通风，要注意监测动物的血液气体相关参数，确定合适的通风强度和深度。为了形成一个血管通路并更好地测量动脉血压（使用外部压力传感器）、取样、静脉给药，需要在动物的颈部（颈总动脉）或腹股沟处放置静脉和动脉导管。

直到最近，在研究药物引起的心血管系统影响时，这种试验方法才被普遍应用，并且作为前面提到的日本药理学标准测试准则。因此，这种类型研究的相关经验和相关数据都比较多。麻醉剂特别是戊巴比妥钠会对心室复极化产生作用，从而对 QT 间期持续时间产生影响，这使麻醉动物模型在药理研究中失去主导作用。然而，最近日本某公司开始推广一个使用麻醉动物的研究，这一研究可以比较敏感地检测出药物对 QT 间期的影响大小。此外，这个模型可以很敏感地检测出药物对动脉血压、心率和心室收缩性的影响。

如果犬因为某种原因不适合作为实验动物，可选用猪（幼年农场猪或小型猪）作为此类研究的实验动物，小型猪比较适合这类研究。因为国内成年猪的大小不适合，所以无法作为实验动物。猪对麻醉剂的反应与犬的不一样，因此应先肌内注射镇静剂（如氯胺酮），再使用麻醉剂。异氟烷不能用于猪的麻醉，因其引起超热反应的风险很高。

三、其他心血管安全药理学研究方法

除遥测系统之外，其他体外细胞、离体器官、动物疾病模型等也用于心血管安全药理学研究。体外细胞模型主要包括膜片钳技术、单细胞 RT-PCR 技

术、人源诱导的多能干细胞分化的心肌细胞模型等。离体器官模型主要包括兔离体心脏、豚鼠离体心脏、犬离体心脏、豚鼠离体心室乳头肌模型等。动物疾病模型主要有甲氧明诱导的家兔心律失常模型、流动力学分析、犬心尺寸测量研究、压力感受器反射研究、心排血量和血流量研究等。

参考文献

[1] 董怡. 从非甾体类抗炎药不良反应得到的启示 [J]. 英国医学杂志中文版,2004,7(6):373.

[2] 周华,崔慧先. 人体解剖生理学 [M]. 北京:人民卫生出版社,2016:84.

[3] Bachmann A, Mueller S, Kopp K, et al. Inhibition of cardiac potassium currents by pentobarbital [J]. Naunyn-Schmiedebergs archives of pharmacology, 2002,365(1):29-37.

[4] Bers D M. Ca transport during contraction and relaxation in mammalian ventricular muscle [J]. Basic[4]research cardiology, 1997, 92(1): 1-10.

[5] Boyett M R, Harrisons M, Janvier N C, et al. A list of vertebrate ionic Currents: Nomenclature, properties, functions, and cloned equivalents [J]. Cardiovascular research, 1996, 32(3):455-481.

[6] Deveney A M, Kjellstrom A, Forsberg T, et al. A pharmacological validation of radiotelemetry in conscious, freely moving rats [J]. Journal of pharmacological toxicological methods, 1998,40(2):71-79.

[7] Fermini B, Hancox J C, Abi-Gerges N, et al. A new perspective in the field of cardiac safety testing through the comprehensive in vitro proarrhythmia assay paradigm [J]. Journal of biomolecular screening, 2016, 26(1): 1-11.

[8] Hamdam J, Sethu S, Smith T, et al. Safety pharmacology: current and emerging concepts [J]. Toxicology and applied pharmacology, 2013, 273 (2):229-41.

[9] Hamlin R L, Kijtawornrat A, Keene B W, et al. QT and RR intervals in con-scious and anesthetized guinea pigs with highly varying RR intervals and given QTc-lengthening test articles [J]. Toxicological sciences,2003,76(2):437-442.

[10] Hamlin R L, Kiutawornrat A, Keene B W. How many cardiac cycles must be measured to permit accurate RR, QT, and QTc estimates in conscious dogs? [J]. Journal of pharmacological and toxicological methods,2004,50(2):103-108.

[11] Hey J A, Del Prado M, Kreutner W, et al. Cardiotoxic and drug interaction profile of the second generation antihistamines ebastine and terfenadine in an experimental model of torsade de pointes [J]. Arzneimittel forschung drug research,1996,46(2):159-163.

[12] ICH. ICH E14: Clinical evaluation of QT/QTc interval prolongation and proarrhythmic potential for non-antiarrhythmic drugs [EB/OL]. (2005-05-12). https://data basc. ich. org/sites/default/files/E14_Guideline. pdf.

［13］ICH. ICH guidance for industry ICH S7A: Safety pharmacology studies for human pharmaceuticals ［EB/OL］. (2000-11-08). http://www. ich. org/fileadmin/Pu-blic web-site/ICH_products/Guidelines/Safety/S7A/Step4/S7AGuideline. pdf

［14］ICH. ICH S7B:The nonclinical evaluation of the potential for delayed ventricular repo-larization (QT interval prolongation) by human pharmaceuticals ［S/OL］. (2005-05-12). http://www. ich. org/fileadmin/publicwebsite/ICHproducls/guidclines/safely/S7B/step4/S7Bguideline. pdf.

［15］Davila J C, Cezar G G, Thiede M, et al. Use and application of stem cells in toxicology ［J］. Toxicological scicnces,2004, 79(2):214-223.

［16］Li F, Wang X, Capasso J M, et al. Rapid transition of cardiac myocytes from hyperpla-sia to hypertrophy during postnatal development ［J］. Journal of molecular and cellular cardiology,1996, 28 (8): 1737-1746.

［17］Markert M, Klumpp A, Trautmann T, et al. A novel propellant-free inhalation drug delivery system for cardiovascular drug safety evaluation in conscious dogs[J]. Journal of pharmacological toxicological methods,2004,50(2):109-119.

［18］Martin X J, Wynne D G, Glennon PE, et al. Regulation of expression of contractile pro-teins with cardiac hypertrophy and failure ［J］. Molecular and cellular bio-chemistry, 1996, 157(1/2):181-189.

［19］Metzger J M, Wahr P A, Michele D E, et al. Effects of myosin heavy chain isoform switching on Ca^{2+}-activated tension and development in single adult cardiac myocytes ［J］. Circulation research,1999,84(11):1310-1317.

［20］Meyners M, Markert M. Correcting the QT interval for changes in HR in pre-clinical drug development ［J］. Journal of pharmacological and toxicological methods,2004,43 (5):445-450.

［21］Pugsley M K, Dalton J A, Authier S, et al. Reprint of "safety pharmacology in 2014: new focus on non-cardiac methods and models" ［J］. Journal of pharmacological and tox-icological methods, 2014, 70:199-203.

［22］Shah R R. Drugs, QT Interval prolongation and ICH E14: the need to get it right[J]. Drug Safety, 2005,28(2):115-125.

［23］Schierok H, Markert M, Pairet M, et al. Continuous assessment of multiple vital phys-iological functions in conscious freely moving rats using telemetry and a plethysmo-graphy system ［J］. Journal of pharmacological and toxicological methods, 2000,43(3): 211-217.

［24］Usui T, Sugiyama A, Ishida Y, et al. Simultaneous assessment of the hemodynamic, cardiomechanical and electrophysiological effects of terfenadine on the in vivo canine model ［J］. Heart vessels, 1998, 13 (2):49-57.

［25］Valentin J P, Hammond T. Safety and secondary pharmacology: successes, threats, challenges and opportunities［J］, Journal of pharmacological toxicological methods,

2013，58(2):77-87.

[26] Weissenburger J，Nesterenko V V，Antzelevitch C. Transmural heterogeneity of ventricular repolarization under baseline and long QT condition in the canine heart in vivo: torsades de pointes develops with halothane but not pentobarbital anesthesia [J]. Journal of cardiovascular electrophysiology，2000，11(3):290-304.

08

第八章
安全药理学研究体系化建设

第一节
安全药理学操作的标准化

一、大、小鼠经口给药标准操作规程

1. 目的

规范实验人员大、小鼠灌胃给药的标准操作过程，保证实验结果的准确性。

2. 范围

适用于实施大、小鼠灌胃给药的操作人员。

3. 操作步骤

（1）准备

①根据受试动物给药体积准备合适的无菌注射器、灌胃针（小鼠的灌胃针长约 4～5cm，内直径约为 1mm，大鼠的灌胃针长约 6～8cm，直径约为 1.2mm）。②将受试药品按要求配制成所需浓度。

（2）给药方法

①一只手抓取大鼠或小鼠。②另一只手持带有灌胃针头的注射器，抽取溶液。③将灌胃针自动物口腔左侧滑至右侧，沿口腔上颌部轻轻插入咽喉部。④压迫鼠的头部，使口腔与食道成一直线，将灌胃针沿咽后壁慢慢插入食管，可感到轻微的阻力，此时可略改变一下灌胃针的方向，以刺激引起吞咽动作，顺势将灌胃针插入食管。⑤如果正确进入食管，阻力会消失。⑥继续下插，至胃内，小鼠灌胃针插入深度为 3～4cm，大鼠灌胃针插入深度为 4～6cm。⑦确定到达胃内后，匀速注入药液。⑧待药液注入完毕后，轻轻拔出灌胃针。⑨灌胃容积一般是 0.1～0.2mL/10g，最大 0.35mL/10g，每只小鼠的灌胃最大容积不超过 0.8mL。

4. 注意事项

（1）注入药物，如有阻力说明针头没有进入胃中（1/2～2/3）应停止注入，拔出针头重新插入。

（2）如果不到位即注入，受试物会从口腔流出，这时应拔出针头重新插入。

（3）若给药操作错误进入肺部，动物则出现剧烈痉挛，甚至死亡。

（4）刺破食管注入药物时，颈部会出现膨大。

（5）给药完毕后，拔针速度要适中，不宜过快，也不宜过缓。

（6）灌胃前如遇大鼠挣扎或紧张，可轻轻晃动大鼠使之放松。

二、大、小鼠腹腔注射给药标准操作规程

1. 目的

规范实验人员大、小鼠腹腔注射给药标准操作规程。

2. 范围

适用于大、小鼠腹腔注射给药的操作人员。

3. 操作步骤

（1）准备

①根据受试动物给药体积准备合适的无菌注射器。②将受试药品按要求配制成所需浓度。③按编号顺序抓取大、小鼠，称重后记录。

（2）给药方法

①手持注射器（选用 5 或 6 号针头），抽取溶液。②左手抓取大鼠或小鼠，腹部向上，头呈低位。③在下腹部离腹白线约 0.5cm 处将注射针平行刺入皮下，沿皮下向前推进 1～2cm，然后使针头与大、小鼠腹部约成 30°角刺入腹腔，针头刺入的速度要快，刚开始时候会有一种明显的抵抗力，那是因为鼠皮具有韧性，后来突然会有一种抵抗力消失的感觉，说明针头已刺入腹腔内，轻拉针筒，确认无血或肠内容物流出，此时开始进药。④注射完毕后，轻轻将针头旋转一定角度，缓慢拔出针头，防止药液外漏。⑤注射量：小鼠 0.05～0.1mL/10g；大鼠 1～2mL/100g。

4. 注意事项

（1）注射时，小鼠头部一定呈低位，尾部稍稍提起，使内脏前移。

（2）针头刚插入皮肤时，避免针头向上挑起。原因：可能并没有刺破腹腔壁，此时挑起针头药液往往注射在皮下；另外，针头挑起后，一不小心很容易从皮肤上划出，致使注射失败。

（3）给药完毕后，拔针速度要缓慢。

（4）大、小鼠腹腔注射给药应填写《大小鼠腹腔注射给药记录》。

三、犬的抓取及保定的标准操作规程

1. 目的

规范实验人员对犬的抓取及保定，保证实验人员的安全性，为犬经口给药

的实施奠定基础。

2. 范围

适用于开展犬的抓取及保定的相关研究过程。

3. 操作步骤

（1）受过驯养的犬或比格犬的抓取及保定

①用双手抓住犬的前肢腋窝处提起，或用双手托住犬的腹部，将犬从笼内抱出，进行其他实验操作。②保定：第一个实验人员靠墙坐在凳子上，双腿夹住犬的腹部，双手控制犬嘴的张合；第二个实验人员双手抓住犬的后腿；第三个实验人员双手抓住犬的前腿；保定住再进行其他实验操作，例如灌胃。③实验结束后，实验人员弯下膝盖，一只胳膊绕过它的胸部，另一只胳膊绕过后肢的大腿，两只胳膊一起用力将犬抱起，放回笼内。

（2）比较凶猛的犬的抓取及保定

①使用特制的长柄犬头钳夹住犬颈部，注意不要夹伤嘴或其他部位。②夹住犬颈后，迅速用链绳从犬夹下面圈套住犬颈部，立即拉紧犬颈部链绳使犬头固定。③再用1m的绷带打一活套，从犬的背面或侧面将活套套在其嘴面部，迅速拉紧活套结，将结打在颌上，然后绕到下颌打一个结，最后将绷带引至颈后部打结固定。④麻醉后就可解去嘴上的绷带，以利于犬呼吸和实验人员观察。用绷带捆住犬的四肢，固定在实验台上，这时可以进行手术等实验操作。

4. 注意事项

（1）抓取犬时要戴手套，穿长袖工作服。

（2）在任何情况下，抓取犬的动作都要轻柔。

（3）操作人员必须已注射狂犬疫苗。

四、犬经口给药标准操作规程

1. 目的

规范实验人员犬经口给药的操作过程，保证实验结果的准确性。

2. 范围

适用于实施犬经口给药的操作人员。

3. 操作步骤

（1）犬的经口给药包括：胶囊包裹供试品给药、丸剂、药片和溶液/混悬液。

（2）给药时应遵循从对照组或低剂量组到高剂量组的顺序，如有两组实验人员同时操作，可分别从不同组开始。给不同供试品时，必须更换注射器和灌胃管等给药器具，以避免污染。给药过程中需要一个核实人员核实整个过程和记录。

（3）胶囊、丸剂和片剂口服给药操作步骤

①取得胶囊、丸剂或片剂供试品和（或）对照品后核对信息。②按照每只犬的体重和实验方案中各组剂量要求准备供试品和（或）对照品。③实验人员按照犬抓取及保定标准操作规程将犬抱出笼具核对动物信息，并将犬放在操作台上。④一个实验人员面对着犬，蹲下，双手抓住犬的前腿，使犬的前腿抬起，后腿处于站立状态。⑤另一个实验人员一只手将犬嘴张开，另一手持胶囊、药丸或片剂迅速将其送至犬咽喉深处。退出手，将犬嘴闭合，向下抚摸或轻拍犬喉咙处，刺激其吞咽反射。如有需要，可用水或润滑剂润滑胶囊，或给药后给予犬适量饮水促使其吞咽。⑥将犬嘴张开查看，确保犬完全将药物咽下。⑦如犬吐出完整的胶囊，可将其重新投喂，如胶囊破损，应通知专题负责人采取补救措施，并作相应记录。⑧将犬送回笼具，观察其有无异常。⑨填写《犬经口给药记录表》。

（4）溶液/混悬液口服给药操作步骤

①取得配制好的供试品和（或）对照品溶液或混悬液制剂后核对信息。②选用适合的灭菌注射器及灌胃导管，用清水湿润、清洗灌胃导管。③按照每只犬的体重和实验方案中各组剂量要求，用灭菌注射器吸取药液备用。④实验人员按照犬的抓取及保定的标准操作规程将犬抱出笼子核对动物信息。⑤实验人员按照犬的抓取及保定的标准操作规程中的保定方法将犬保定住，给药者则按照下述方法执行给药程序：一个实验人员一只手将犬嘴张开，另一手将灌胃管从犬的舌头上方插入，由咽喉后部伸入犬食道，可稍刺激咽部引起吞咽动作顺势插入食道。将吸好药液的注射器连于灌胃管外侧端，开始给药。第二个实验人员将吸好药液的注射器连于灌胃管外侧端，开始给药。⑥给药后，可用空气或清洁的饮用水将灌胃管中的残留药液冲洗入胃。给药结束，拔出灌胃管。

4. 注意事项

（1）给药前，给药人员应将灌胃管外侧一端连接于一个注射器回抽，如回抽无阻力且注射器中充满空气，说明灌胃管误入气管中，应立即拔出，重新插入。如回抽注射器有明显的阻力，转动灌胃管，再次回抽确认，如阻力确实存在，可确定灌胃管已插入食道中。

（2）给药时应填写给药记录。

五、植入子植入手术标准操作规程

1. 目的

规范植入子植入手术的操作过程，保证实验结果的准确性。

2. 范围

适用于指导开展大动物植入子植入手术的操作，为后续的安全性药理实验做基础。

3. 主要实验仪器

生物信号遥测系统，包括植入子（传感器，放大器，发射器）、接收器、数据交换单元、数据采集单元和数据分析软件；动物麻醉机。

4. 术前准备

（1）植入子植入手术当天提前30min开启植入子开关（不拆开包装），平放于水平桌面上，以保持稳定状态。

（2）手术前将植入子及导管浸泡在灭菌生理盐水中至少30min以上。

（3）植入子电池电量充足，埋植手术过程中需要保持电池电源处于开通状态，并在手术过后通过电脑屏幕实时观察其是否正常工作。

（4）手术前3天，对即将进行手术的实验动物进行备皮，备皮范围要大于手术区域。

（5）手术前1天，用含除虫作用的动物专用沐浴露洗澡，之后用温水将泡沫冲洗干净；认真清洗肛门及外生殖器，并注意不要将水灌入动物耳内，以防引起感染。洗澡完毕后，用浴巾将全身擦干，抱回笼舍。术前禁食12h，以免麻醉引发呕吐，阻塞呼吸道，而引起窒息等意外。

（6）手术前1天，对手术器械和手术相关用品进行高压灭菌（108kPa，121℃）和消毒；彻底清洁手术室，手术室内喷洒75%乙醇进行空气消毒，手术开始前12h进行紫外灭菌；准备好溶有抗生素的生理盐水500mL（头孢噻肟钠注射剂配制：1剂/500mL），新洁尔灭300mL，医用碘伏（或碘酊）300mL，75%乙醇500mL（盛于酒精喷壶中）。

5. 植入子的植入

（1）称重

比格犬称重，记录体重。

（2）镇痛

给予布洛芬缓释胶囊1粒。

（3）麻醉

①调节氧气瓶的输出压力为 0.1～0.2MPa，打开氧气瓶的总开关，调节氧气流量计为 0.1～0.2L/min；②在挥发罐里加入异氟烷麻醉剂，加入麻醉剂的体积在两条白线之间；③快速充氧，直至气囊充满为止；④给动物戴好呼吸面罩，先将异氟烷的浓度调节在 4L/min 进行诱导麻醉，动物出现瘫软状态，再将异氟烷的浓度调节到 3L/min，进入维持麻醉。

（4）固定

麻醉后将比格犬仰卧固定到手术台上，并固定四肢。

（5）输液

用 10mL 注射器抽取 10mL 生理盐水，将其注入试剂瓶中使头孢噻肟钠粉末完全溶解，最终稀释到 250mL；在右前腿内侧静脉输液，4h 内输完。

（6）消毒手术视野

按照碘伏-酒精-碘伏的顺序沿开创位置由内向外消毒，消毒手术视野，包括胸部，腹部及侧腹部。

（7）植入子主体的植入

①从消毒包装中取出植入子之前，记下植入子的序列号（serial number），并确认植入子即将植入的动物。打开植入子的无菌包装。向植入子的托盘里注射无菌生理盐水，使其没过植入子压力导管（注：不可使生理盐水没过任意导线的末端）。不要扔掉外包装，便于以后植入子在寄换 DSI 总部更新时包装使用。压力测试导管由亲水性的材料制成的，如果事先不经浸泡，那么导管将从血液中吸收水分，体积上会有轻微地扩张，这会导致尖端的凝胶体稍微退入导管，并在顶端形成无效空间而易导致血栓的形成。②正确安置一次性灭菌的手术巾。在动物侧腹部剪开一个大小适中的切口，切口大小以能放入植入子为宜（约 6cm）。③沿着动物肌肉的走向，钝性分离腹外斜肌和腹内斜肌至合适大小，以能将植入子刚好放入为宜。

（8）动脉导管插入术

①在腹股沟股动脉处剪开一个切口，约 4～5cm。②用钝器小心地将股动脉与周围附着的脂肪和连接组织分离，清除目标股动脉上残留的组织。③将三条不可吸收缝合线结置于脉管下，结扎远心端缝线，其余两根缝线打一松结。④在股动脉血管上滴几滴 2% 的利多卡因。⑤用大号套管从皮下引出一条通路，通路从腹股沟切口处穿入，经过皮下从侧腹切口处穿出；小心地将压力导线穿过套管，并引入至腹股沟处。⑥拉动近心端不可吸收缝合线抬高血管以暂时阻断动脉血流。⑦成功穿破动脉后，以穿刺针头为引导，让导管顺着针头从后部轻轻插入血管。拔出针头，将导管继续向近心端推行直至腹主动脉。⑧打开 AM 收音机，调至 550kHz（AM 收音机的最低频段）。将收音机靠近植入

子。如果发出的音调变化频率接近心动周期的频率，则说明导管已被正确插入。将血管上打松结的两根缝线打结固定，为了加固导管定位，将导管标记线的两个线段与远心端结扎血管缝线的两个线段分别打结，然后将所有打结后的缝线剪短。⑨用生理盐水冲洗切口，确保已止血。⑩用不可吸收手术线分层次缝合伤口，以确保清除所有的坏死区域。

（9）心电电极/呼吸阻抗电极的植入

①在比格犬胸部右侧 2～3 肋间隙与锁骨中线相交处剪开一个切口，直径约 1～2cm；在胸部左侧 12～13 肋骨体与腋中线相交处剪开一个切口，直径约 1～2cm；②用大号通路管从皮下引出一条通路：通路管从胸侧面的切口处穿入，经皮下从侧腹切口处穿出。将两根电极线都经套管牵引到胸侧面的切口。透明导线为负电极线放在左侧切口，红色为正电极线放在右侧切口。③将心电电极做成环，固定在肌肉上，检测心电信号；④在比格犬胸部左侧第七根肋骨附近开两个大小相近的切口，直径约 1～2cm，同样在胸部左侧第七根肋骨附近开两个这样的切口。⑤用大号通路管从皮下引出一条通路，通路管从胸侧面的切口处穿入，经皮下从侧腹切口处穿出，将四根电极导线引导到相应的位置；紫色电极和蓝色电极为呼吸阻抗正极，紫白电极和蓝白电极为呼吸阻抗负极，紫色和紫白的电极放置到第七肋骨的前侧，蓝色和蓝白的电极放置到第七肋骨的后侧。⑥做电极环，放置好左右两侧电极环，使所有的电极环都是沿着两侧腋中线在第七肋骨附近放置。环与环之间的间距大约 2.5cm。⑦确认基线阻抗：通常情况下，只需要移动一个电极就可以改变信号幅度。在最终固定蓝色和蓝白电极之前，一定要使波幅在（60±10）Ω 之内。⑧固定电极环，将胸部的六个创口用不可吸收缝线缝合好。

（10）固定植入体主体

用纱布蘸取适量含抗生素（0.4%头孢噻肟钠）的生理盐水对腹部伤口进行冲洗，清除血凝块。将植入主体放在腹膜和肌肉之间，再依次缝合肌肉层及表皮，缝合伤口不宜过紧。

（11）手术结束后，先关闭麻醉罐，为确保动物的安全，可以增加动物吸氧时间，在确保动物恢复呼吸等生命体征后，适时撤离麻醉机。

6. 术后护理

（1）伤口的护理

术后给予头孢唑林钠，每天肌内注射 0.5g/只，1 次/d，连续 5d；后给予阿莫西林，每天口服 1 粒，连续 3d，抗生素总疗程最少 7～10d，视动物恢复情况可适当延长给药时间。术后口服布洛芬缓释胶囊止痛，每天 1 粒/只，连续 5d。术后每天用碘伏消毒伤口，至拆除缝线后 3 天为止；伤口如有液体渗出，可放置小纱条引流。如发生伤口感染，应用过氧化氢溶液（双氧水）和生理盐水冲洗伤口，并适当加大抗生素剂量或更换抗生素品种。通常 7～10d 可拆除缝合线，拆线后应根据伤口情况予以消毒。

（2）术后的饮食要求

术后当天禁食，第 2 天可给予食物，动物由于受手术的刺激与损伤，食欲降低，应尽可能地使动物恢复食欲，尽量让动物进食营养物质以补充身体需要。术后进食功能恢复较慢的动物应静脉输液或经其他途径（如皮下注射、腹腔注射补液）给予一定量的能量物质，以补充体力，直至恢复摄食功能。

（3）手术成功的判定依据

手术 4 周后，动物的伤口基本愈合，机体各项功能恢复正常，采集到的体温、心电图、血压和呼吸等各项生理指标数据稳定。

7. 注意事项

（1）手术铺巾和盖巾

根据手术台的实际尺寸订购盖巾，使其可以完全覆盖到动物的身体，边缘可以垂到手术台边缘以下。

（2）动物消毒

碘伏-酒精的顺序，重复三遍。注意消毒范围一定要覆盖到整个剃毛后的区域，不仅限于手术的刀口附近，要以刀口为中心，打圈式从内侧向外侧消毒。公犬的生殖器一定要进行充分消毒处理，并且在铺设盖巾之后要用巾钳将其与暴露的创口区域隔离。

（3）术前和术中监护

镇痛药是必须，抗生素视具体无菌条件进行合理供给。

（4）伤口的缝合

股动脉处由于动物活动比较大，伤口容易开裂，一定要进行多层缝合。另外在闭合大创口的时候应尽量减少皮下无效腔的体积，可极大减少体液渗出的量。

（5）无菌意识

所有的手术器械，包括自己的手套在操作过程中一定不要离开无菌区域，多准备创巾钳，随时调节盖巾的位置，减少对于可能有菌区域的暴露。

（6）术后

术后每天对创口进行碘伏消毒 1 次，直至伤口干燥和无渗液。

（7）发现动物死亡后，应尽快将植入子取出。否则会出现凝血问题，使植入子很难清洗。

（8）手术应注意用镊子抓住纤维膜和胶质块，轻轻地将导管拉出，注意不要抓导管或用过大的力量。

（9）植入子取出后，应小心的去除组织残骸、血液、残留的黏结剂、缝合线等。

（10）清洗过程应用专业试剂，注意不要损伤导管壁及导管的端部（非常注意），不要对植入子施加过大的力，以免损伤传感器。

（11）取出换能器后应清洗掉血液和组织，用很细的镊子小心的破碎掉血块，不要对导管施压，应尽可能多的去掉黏结块。

（12）假如血液进入导管头，要用盐水的细流冲掉血液。如果冲不掉，可用浸盐的纱布，轻压端部。再注入胶前，需在清洁剂里清洗 30 分钟。

（13）换能器需用 2‰戊二醛消毒液消毒（14 天有效），不要使用含酒精、石碳酸（羟基化合物）、较浓的酸或相关酸性基质的溶液。将植入子放入溶液至少 4 小时，最好 12 小时。再次手术前将植入子放入无菌盐水中浸泡 15～30 分钟，用以去掉戊二醛（二次清洗）。

（14）在植入前，要对导管端部检查，假如观察到胶没有完全延伸到末尾，有少量血液，就需要添加胶。应注意用原厂配备的针头，一般注入少于 $5\mu L$。

（15）由于有组织胶，不可能像最初那样深的插入血管。因此第一次植入时要尽可能深地将导管插入血管，方便将来有足够的长度使用。

六、实验动物分组、标识与剩余动物处理标准操作规程

1. 目的
规范实验动物分组、识别与剩余动物处理。

2. 范围
适用于实验动物分组、标识与剩余动物处理。

3. 实验动物分组
（1）确定实验方案后填写动物申购单进行购买。

（2）实验动物的选择

①根据检疫结果决定哪些动物符合实验要求；②有特殊要求的，按照实验方案进行。

（3）分组原则

①确保各组间动物在品种、年龄、体重、性别、健康状况等方面尽可能保持一致，减小组间差异对实验结果的影响。②根据实验设计需要，确定分组数量及每组动物数量。③分组时采用随机化原则，以确保实验结果的可靠性。

（4）分组步骤

①对所有实验动物进行编号，并记录其基本信息（如品种、年龄、体重、性别等）。②使用随机数生成器或随机数字表，将实验动物随机分配到各个实验组和对照组。③记录分组结果，确保每个动物都明确属于哪个实验组或对照组。

4. 动物标识

（1）标识方法

①染色法：用于编号的染料有5％苦味酸（黄色）和0.5％中性红（红色），编号少于10时用黄色标记；编号超过10时两种染料组合标记，红色代表十位数，黄色代表个位数，可编号至99；涂在左前腿上的为1号，左侧腹部为2号，左后腿为3号，头顶部为4号，腰背部为5号，尾基部为6号，右前腿为7号，右侧腰部为8号，右后腿为9号，不标记为0号；标记时用棉签蘸取染料，逆着实验大、小鼠皮毛的方向，从毛根部开始涂染，要求涂染位置准确，界线清晰。②剪趾法：用剪刀按编号规则剪去大、小鼠脚趾，用干棉球止血后，再用碘酒消毒；后脚趾从左到右（腹侧面向操作者）依次为1～10号；前脚趾从左到右（腹侧面向操作者）依次为20～90号。③耳孔法：用耳孔机或剪刀在大、小鼠耳朵上按编号规则打（剪）成缺口，并用滑石粉涂抹在打孔局部，以防孔口愈合；耳缘内侧打小孔，按前中后分别表示为1、2、3号；在耳缘部打成一缺口，按前中后分别表示为4、5、6号；在耳缘部打成双缺口，按前中后分别表示为7、8、9号；右耳表示个位数，左耳表示十位数；右耳中部打一孔表示100号，左耳中部打一孔表示200号。

（2）标识步骤

①在对动物进行分组后，立即进行标识；②将标识物牢固地固定在动物身上，确保不会脱落或移位；③记录每个动物的编号和对应的标识物信息，以便后续管理和追踪。

5. 剩余动物处理原则

（1）尊重动物生命，遵循人道主义原则，尽量减少动物痛苦和死亡。

（2）对于无实验需要的剩余动物，应及时归还给动物实验管理部门或实验动物中心，进行妥善安置。

（3）对于因实验需要而必须安乐死的动物应按照相关规定进行安乐死处理，并记录处理过程和结果。

（4）安乐死处理应确保动物在尽可能短的时间内无痛苦地死亡，常用的方法有注射巴比妥酸盐、氯化钾等。

6. 标准操作注意事项

（1）分组注意事项

①严格遵守随机化原则，避免人为干扰和主观偏见。②记录分组过程和结果，确保数据真实可靠。

（2）标识注意事项

①选择合适的标识方法和标识物，确保不会对动物造成伤害。②标识过程应快速准确，避免对动物造成不必要的痛苦。③定期检查标识物是否牢固，如有脱落或移位应及时更换。

（3）剩余动物处理注意事项

①遵循伦理原则，尽量减少动物痛苦和死亡。②对于安乐死处理的动物，应确保处理过程规范、安全、有效。③记录剩余动物处理过程和结果，以备后续审查和追溯。

七、常用动物麻醉方法及剂量选择标准操作规程

1. 目的

规范动物手术和样本采集时麻醉剂的使用及剂量选择。

2. 范围

适用于动物手术和样本采集时麻醉操作人员。

3. 操作规程

（1）大、小鼠和豚鼠麻醉方法（腹腔给药麻醉法）

操作者可先用左手抓取和保定动物，使其腹部向上，尾部稍高于头部，右手持注射器在腹部的下三分之一处，稍靠外侧，朝头方向平行刺入皮肤约0.5~1cm，再把针竖起，呈45°穿过腹肌和腹膜进入腹腔，固定针头，缓慢注入药液。

（2）兔和狗的麻醉方法（静脉给药麻醉法）

①兔的静脉注射：一般采用外耳缘静脉，因其表浅易固定。注射部位除毛，用75%的酒精消毒，手指轻弹兔耳，使静脉充盈，左手食指和中指夹住静脉的近心端，拇指绷紧静脉的远心端，无名指及小指垫在下面，右手持注射器，尽量从静脉的远端刺入血管，移动拇指于针头上以固定，放开食、中指，将药液注入，然后拔出针头，用酒精棉球压迫针眼片刻以止血。②狗的静脉注射：狗的静脉注射多采用前肢外侧静脉或后肢外侧的小隐静脉。注射部位除毛后，在静脉血管的近心端用橡皮带扎紧，使血管充盈，从静脉的远心端将注射针头平行血管刺入，回抽，如有回血，即可放开橡皮带，将药液缓缓注入。

（3）常用麻醉剂及剂量选择（表 8-1）

表 8-1 常用麻醉剂及剂量选择

麻醉剂	动物	给药方法	剂量/(mg/kg)	常用浓度/%
戊巴比妥钠	狗、兔	静脉	30	3
	大小鼠、豚鼠	腹腔	40～50	2
乌拉坦	兔	静脉	750～1000	30
	大小鼠、豚鼠	腹腔	800～1000	20
硫喷妥钠	狗、兔	静脉	15～20	2
	大鼠	腹腔	40	1
	小鼠	腹腔	15～20	1
氯醛糖	兔	静脉	80～100	2
	大鼠	腹腔	50	2

（4）麻醉剂持续时间

①戊巴比妥钠：可持续 2～4h，若出现觉醒反应，单次给予 1/5 初始量，可维持 1h 以上，麻醉力强，易抑制呼吸。②乌拉坦：可持续 2～4h，毒性小，主要适用于小动物的麻醉。③硫喷妥钠：可持续 15～30min，麻醉力强，宜缓慢注射。④氯醛糖：可持续 3～4h，诱导期不明显，麻醉效力强，宜缓慢注射。

第二节
安全药理学研究仪器设备的规范化管理与使用

一、 YLS-31A 大、小鼠转棒测试仪标准操作规程

1. 目的

规范 YLS-31A 大、小鼠转棒测试仪的使用、维护，保证实验结果的准确性。

2. 范围

适用于指导安全药理学研究人员使用及维护 YLS-31A 大、小鼠转棒测试仪。

3. 技术参数

①大、小鼠通用 8 个通道。②通轴式更换大小转轮，大鼠转轮直径 85mm，小鼠转轮直径 35mm，大小转轮材质均为硅胶材质。③踏板式光电跌落系统。④液晶显示、触摸屏操作。⑤热敏打印测试参数和结果，可联 PC 机（导出数据）。⑥设置项 8 项。启动转速：1～50 转；加速时间：0～59min；终止转速：1～50 转；测试限时：5～1200min；测试通道数：1～8 通道；触摸提示音：开启、关闭；自动打印：开启、关闭；系统时钟：年、月、日、分、秒，连续运转 10 年。⑦操作项 2 项。浏览记录（手动选组打印）；删除记录。⑧打印记录项 8 项。包括测试时间、终止转速、转棒运行时间、加速时间、启动转速、通道、落棒时间、落棒时转速。

4. 操作步骤

（1）连接

将动物运动箱与操作箱用专用的 15 芯线连接，将操控箱用电源线与交流电源连接。

（2）转轮的安装与更换

首先将动力转动通轴（方型杆）由右侧抽出，将大、小鼠转轮由第 8 通道向前依次穿入，最后插入左侧孔内（应有磁力吸住的感觉），拆卸时反顺序进行。注意：转轮中粘有铁片放在第一通道上，铁片侧靠近动力箱。

（3）踏板的清洗和安放

踏板为不锈钢材质，可以拿下来用各种清洗剂清洗，装放时应前后拉动至不位移为佳，按压踏板以自动松弹起为准。

（4）设置参数

打开电源，液晶屏上面显示仪器型号和生产厂家。下面显示运行、菜单和当前时间。

（5）点开菜单显示 11 项内容

启动转速：1～50 转

加速时间：0～59 分钟

终止转速：1～50 转

测试限时：5～1200 分钟

测试通道数：1～8 通道

触摸提示音：开启、关闭

自动打印：开启、关闭

系统时钟：年、月、日、分、秒，连续运转 10 年

删除记录：进入删除记录后，按确定键将删除全部数据。

浏览记录：可以浏览仪器中存储的各组数据，并选定需要打印的一组数据，按打印键进行打印。

退出菜单：按退出菜单，将退至初始界面。

设置好实验所需的参数后，点击退出菜单，回到第一个界面，点击运行，转轮开始转动。

（6）打印

打印机为热敏打印机，按动打印机上的大按钮，纸盒盖打开，装纸时纸卷光滑的一面在打印机的后面，否则无法打印。按动小黑按钮，将自动走一段空白纸。

（7）PC 机联机

①程序安装：将自带的 YLS 数据通信服务程序光盘插入计算机光驱，运行光盘，出现 YLS 数据通信安装光盘界面，按系统提示操作即可。该项安装完成后，后退一步点击 Setup 安装，该项也完成后，YLS 数据通信服务程序安装完成，桌面出现 YLS 数据通信快捷键。②使用：仪器与 PC 机连接好后，点击 YLS 数据通信快捷键，界面显示：仪器型号及仪器名称、数据删除、数据接收、退出键。点击数据接收键，出现读取数据屏，可选定输入组号或读取全部数据，选定后点确定，显示"数据接收完成，所接收的数据已拷贝到剪贴板上"点确定，随后将数据粘贴到记事本、写字板或 Excel 上。点击退出，退出通信服务程序。③维护：每 4～5 周维护一次。维护方法：擦拭机身、检查通道踏板的灵敏度等。

5. 注意事项

（1）使用人不得自行拆卸仪器，避免发生意外和损坏。

（2）不要将仪器侧置或压砸，避免损坏。

（3）运动箱内可用一般清洗剂清洗，擦洗时应避免水流到踏板下的方孔处。

（4）无实验时请关闭电源放在通风干燥处。

（5）全部仪器都不得使用有机溶剂（如酒精、丙酮、氯仿等）擦拭。

二、 YLS-1C 小动物活动记录仪标准操作规程

1. 目的

规范 YLS-1C 小动物活动记录仪使用及维护，保证实验结果的准确性。

2. 范围

适用于指导安全药理学研究人员使用及维护 YLS-1C 小动物活动记录仪。

3. 技术参数

（1）记录误差

0.1%/次。

（2）设定记录时间

1000h（41天）。

（3）打印间隔设定

1~480min。

（4）打印方式

存储打印和即使打印。

（5）存储数据

32次实验数据。

（6）使用通道

1~8通道。

（7）暂停功能

用于对动物的处理时（喂食、喂水、卫生清理）。

（8）使用环境

温度：5~30℃；湿度：＜85%。

4. 操作步骤

（1）打开电源，时钟/定时计时显示屏显示当前时间。计数室屏显示最后一次计数时的计数室号，活动计数屏显示该室的活动计数。

（2）参数设置

①活动计数时间设定：按设置键，参数设置灯亮，时钟屏显示S1，活动计数屏显示可设置的参数，小数点前三位为小时，后两位为分钟，最大设置值为999小时59分钟，数字闪动时按⊞、⊟键可改变参数，小时设置完后再按设置键设置分钟，当时间设定为000.00时为不设定记录时间，仪器不能自动停止记录，只有手动强制停止。②打印间隔时间设置：按设置键出现S2时为打印间隔设置，活动计数显示屏显示打印间隔时间（单位：分钟），最大打印间隔为480分钟，数字闪动按⊞、⊟键可调整到所需时间。③通道设置：按设置键出现S3时为通道设置，活动计数显示屏显示通道数字，通道最大设置数为8，按动⊞、⊟键可调整到所需的通道数，不使用的通道做好关闭，避免干扰。通道开启是从1开始（主机后端左侧输出插头为1通道）。④时钟设置：当S1、S2、S3设置不做任何改变时，再按动设置键，将进入时钟设置状态，时钟/定时计时屏显示S4，活动计数屏显示年份，按动⊞、⊟键可调整到当前年份，再按设置键，S5出现，活动计数屏显示月和日，再按设置键，使其出

现 S6 可调整时、分，再按设置键到参数设置灯熄灭时为设置结束，按设置键可进行循环设置。

（3）计数

①仪器连接与探头调整：把仪器探头用专用连接线与主机连接，探头的高度调整到等于笼具的长度，将其探头调整在笼具上端居中位置即可。②技计数开始、停止与暂停：主机与探头连接、调整摆放好后，按动计数键，计数指示灯亮，仪器开始记录小动物的活动情况，仪器达到原设定计数时间时计数自动停止，如需强制停止，按住计数键 5 秒钟计数关闭，在计数过程中如需接近笼具对动物进行相关处理时（喂食、喂水、更换卫生盘）可按动暂停键，使计数和计时都暂停，这样可避免干扰，保证计数的准确性和可靠性。③数据的轮询与显示：在计数过程中如需了解各室的活动计数情况，可按动显示键，每按一次显示所开通的一个室的活动计数情况，可循环按动显示，如需自动轮询显示时，可按住显示键 3 秒钟，轮询指示灯亮，仪器进入轮询状态，退出时同样按住显示键 3 秒钟将退出轮询。

（4）打印

①存储打印：存储打印是在测试结束以后将其测试数据一次性地打印出来，方法是按动打印键，时钟/定时计时屏显示 P1，P1 表示为最后一次（组）数据，按动⊞、⊟键，可向前查找其他次（组），仪器最多存储 32 次（组），多于 32 次（组）时最前面的一次（组）将被挤掉（注：每开启一次计数，为一次，得到的数据为一组）。②即使自动打印：即使打印是没结束一个打印间隔时间就将其测试数据打印出来。方法是按住打印键 5 秒钟自动打印指示灯亮，仪器进入自动打印程序，此后打印机将依照设定时间把数据打印出来，结束时打印出总计。③内存数据删除：如需删除仪器内存储数据时，按住暂停键 5 秒钟，当听到一声长鸣声数据被删除，再按住打印键时无显示。④选段打印：当某种原因中断打印后，需要将后段数据继续打印出来，或需将某段数据挑选出来打印时，可按动打印键，时钟/定时计时屏显示 P1，按⊞、⊟键选择需要打印的数据，在按打印键，时钟/定时计时屏显示 S××，活动计数屏显示 E××，S×× 为开始序号，E×× 为终止序号，按⊞、⊟键选择，选择后再按打印键可将该段数据打印出来。⑤打印退出：如按动打印键后，有想退出打印时按暂停键即可退出打印。

（5）微机联机

①联接：该仪器可与微机联接，用数据传输线将该仪器与微机的串行接口（9 针插座）连接，将仪器随带的使用程序安装在微机上就可采集数据进行数据处理。②安装 YLS 数据通信服务程序：方法同 YLS-31A 大小鼠转棒测试仪

标准操作规程。

（6）维护

每4～5周维护一次，维护方法：擦拭机身；检查探头的灵敏度等。

5. 注意事项

（1）仪器应保持清洁，不用时应放在通风干燥处。

（2）配内置蓄电设备的仪器长期不用时，应每半年开机通电一次，每次不少于48小时。

（3）仪器探头不用时，应妥善保管避免潮湿和高温。

（4）非专业人员不得随意拆卸调试仪器，避免造成损坏和误差。

三、 YLS-27A 大、小鼠尾部自动标号仪标准操作规程

1. 目的

规范安全药理学研究人员使用及维护 YLS-27A 大小鼠尾部自动标号仪，保证实验结果的准确性。

2. 范围

适用于指导安全药理学研究人员使用及维护 YLS-27A 大小鼠尾部自动标号仪。

3. 主要技术指标

（1）编号位数及尺寸

四位、三位、两位、一位，可自动升降编码，可英文字母与阿拉伯数字组合编码；编码尺寸：大鼠：$5mm \times 3.5mm$；小鼠：$4mm \times 2.5mm$。

（2）鼠筒装鼠范围

小鼠：17～40g；大鼠：150～450g。

（3）仪器配有自动吸取色料装置，李氏鼠筒装鼠固定器等。

（4）电源

220V±15V、最大输入功率：50W。

（5）使用环境温度

-5～35℃。

（6）使用环境湿度

35%～75%。

4. 操作步骤

（1）触摸屏操作

①自动模式选择：仪器有自动和手动两种模式，仪器默认模式为手动模

式。手动模式为将鼠尾压板压好后触摸打印键，开始打印标号；自动模式为关闭鼠尾压板后即可打印。②工作模式选择：工作模式分为大鼠和小鼠，仪器默认状态为大鼠。注意：大小鼠刺针颜色不同，大鼠为黄色，小鼠为绿色。③时间设置：方法：连续点击时间显示文字处，设置好时间后，按输入键退出。④退格键的使用：仪器初始显示窗内显示三位编码 A01，触按退格键清除字符，再继续编码。⑤取消键的使用：触按取消键，打印执行过程将中断。注意：取消键只有在按下鼠尾压板时才可使用。⑥切换键的使用：触按切换键，可在显示屏中循环翻页寻找需要的数字及字母。⑦打印键的使用：打印键时手动状态下，按住打印键即开始打印。注意：打印键只有在按下鼠尾压板时才可使用。

（2）装鼠方法

①李氏鼠筒的使用：拉尾式装鼠方式；②大鼠筒内配有衬块，在装入体重超过 250g 的大鼠时，将衬块取出。

（3）鼠尾打印前的处理

动物装入李氏鼠筒后，要用酒精棉球擦拭鼠尾，然后用佩带的医用凡士林油涂抹打印部位，便于打印后清理余色，也有防止感染的作用。

（4）鼠尾的摆放

置于打印定位框的中心；配有硅胶垫块调整鼠尾的位置。

（5）色料的添加的及更换

一般在一次性色料杯添加 30～40 滴色料，可连续打印 50～80 只小鼠或 30～50 只大鼠。一批动物编码打印结束后应丢弃一次性色料杯和防飞溅胶帽，杜绝重复使用。更换时使用一次性指套，将防飞溅胶帽和色料被一同取下，更换新的。

（6）纹针和针嘴的更换

纹针和针嘴都是一次性的。注意：纹针有字的一面向外。

（7）维护

每 4～5 周维护一次。维护方法：擦拭机身。

5. 注意事项

（1）该仪器为精密仪器，应避免强烈碰撞和振动，不要搬动打印机头部分。

（2）仪器使用后应及时进行清理，特别是鼠筒部分的动物粪便和鼠尾压板上的色料，避免干燥后难清理。

（3）仪器的针位校正较为复杂，不建议用户自己校正，如有问题及时与厂家联系。

四、 Midmark VME2 动物麻醉机标准操作规程

1. 目的

规范安全药理学研究人员使用及维护 Midmark VME2 动物麻醉机，保证实验结果的准确性。

2. 范围

适用于指导安全药理学研究人员使用及维护动物麻醉机。

3. 主要性能介绍

（1）采用标准的密闭式呼吸循环回路

（2）具备压力检测功能

（3）具备二氧化碳吸收系统

二氧化碳吸收罐置于机器前部，观察更清晰，有快速拆卸开关，更换钠石灰更方便。

（4）具备原厂生产的麻醉药物（异氟醚）挥发罐

输出精度为 $0.5\%\sim5\%$，准确输出不受流量、温度、流速、压力变化影响，安全锁定装置防止麻醉药意外挥发，大视野的玻璃窗便于观察药物的使用程度，简单的倒药装置方便使用者，可以配备双罐，国内可以实现麻醉罐校准服务。

（5）具备呼气和吸气阀

清晰地观察到麻醉动物的呼吸状态；清洁不需要任何工具，使用方便。

（6）移动台车结构

设计更人性化，使用更加便捷，零配件齐全满足客户不同手术要求。

4. 操作步骤

①根据实验需要，装入一定量的异氟烷麻药，大约 $20\sim50mL$，并拧紧麻醉罐的螺栓。②连接好管路，确保气瓶与麻醉机连接好。③松开气瓶输出开关，打开气瓶总开关，观察气瓶表的压力，确保瓶内气体充足；调节气瓶输出开关，确保输出压力在超过 $0.1\sim0.2MPa$。④根据实验动物的种类和需要，调整气体流量计的刻度。在诱导阶段，氧气流量控制在 $1L/min$；在维持麻醉阶段，大鼠的维持麻醉流量调整为 $0.4\sim0.6L/min$，小鼠的维持麻醉流量控制在 $0.2\sim0.4L/min$，犬 $0.8\sim1.0L/min$。⑤连接好管路，检查回路是否有漏气。⑥长按快速充氧开关，使氧气充满气囊。⑦打开麻醉挥发罐的开关，在诱导阶段，麻药浓度调整到 $4\%\sim5\%$；在维持麻醉阶段，控制浓度在 $2\%\sim3\%$。时刻观察动物的生命体征，避免过度麻醉。⑧诱导后的动物，连接好插管或面

罩。⑨手术过程中可根据手术的进展和动物的状态实时调整麻醉罐的输出浓度，实时调节氧气的流量。⑩实验开始后，打开废气扇，对手术台周边的废气进行及时扩散。⑪把麻醉罐的刻度调整到 0，切换气路开关到诱导箱，通入1min 左右的氧气，以排出诱导箱内的麻醉废气，然后关闭氧气流量计。挤压气囊，使管路内的残留气体排尽，关闭气瓶总开关，待气瓶输出压力表变零后，再关闭气路开关，待流量计表变零后关闭流量计。⑫维护：每 4～5 周维护一次。维护方法：擦拭机身；检查氧气瓶（气压、泄漏等）；检查钠石灰的颜色等。

5. 注意事项

①不要用有机溶剂擦拭诱导盒；②麻醉罐加药后要进行密封检查；③挥发罐更换时要进行密封检查；④氧气瓶与麻醉机要连接好。

五、 DSI 植入式生理信号遥测系统标准操作规程

1. 目的

规范安全药理学研究人员 DSI 植入式生理信号遥测系统的使用及维护，保证实验结果的准确性。

2. 范围

适用于指导安全药理学研究人员使用及维护 DSI 植入式生理信号遥测系统。

3. 主要性能介绍

（1）DSI 植入式生理信号遥测系统用于长时间测量清醒无束缚的大型动物的生理参数。适用动物：狗，猴等。

（2）血压、生物电等生理信号被植入子采集并转换成相应的电信号后用无线电发射出来，由接收器接收到并传递给数据转换器，完成数据转换后送入中央处理器进行数据处理，最多可同时连接 400 个接收器，完成大规模的试验。

（3）可测量的生理信号

①血压：直接在体内血管、腔体内测得的压力值最为稳定、准确，排除了麻醉的干扰、动物的惊扰等引起的偏差，并能长期观测，是目前最好的测量方法。②心电：电极直接缝合在皮下，信号干扰很小。③呼吸：由压力信号解读出来，有专门软件加以分析。④体温：直接由温度传感器在体内测量出来。⑤生理活动：接收器内的十字天线随时监测动物的活动。

4. 操作及校准

（1）数据信号来源的设置

①启动 Ponemah 软件后，在 File 中，选择 Save As，在出现的窗口中，新建一个 Protocol，选择存储位置，命名并保存。在 File 中，选择 Open Protocol，选中新建的 Protocol。②在 Options 中，选择 Application Configuration，在出现的菜单中，选择 Dataquest Open ART。③在 Hardware 菜单中，选择 Edit DSI Setup，在出现的 Gould Configuration 窗口中添加植入子。将鼠标放在 Matrix 位置，右击，选择 New Receiver，输入接收器的型号及序列号；点击下一步，选择接收器在 Matrix 上的连接位置。进入 New Transmitter-Step1 窗口，将植入子的信息逐一输入即可。④在 Hardware 菜单中，选择 Select DSI Sources，在出现的 Select DSI Sources 窗口中把左侧 Avaliable sources 中，将"可用遥测信号源"拖入右侧 Selected Sources。

（2）Ponemah 核心功能的设置

①在 Setup 菜单中，选择 Auto Configure Protocol。②在 Setup 菜单中，选择 P3 Setup，在 P3 Setup-Graph Setup 中，选择 Graph Setup：a. Page1、Page2、Page3、Page4、Page5、Page6、Page7、Page8 共 8 个选项卡。如果勾选了某个选项卡中 Enable Page 项，那么 P3 会在采集数据、回放（Replay）、回顾（Review）过程中打开相应的页面，并显示其中的原始数据或统计参数通道。b. 每页可显示 16 个通道数据，用户请勾选需要显示的通道。c. 单击 Channel Input Setup 下的栏目，可选择要在本页显示的数据来源通道。选择其中一个数据来源通道，例如选择 ECG＋QA 通道，点击下方 Derived Parameters，在出现的 Derived Parameters 窗口，勾选实验所需要的参数。

（3）数据的采集（Acquisition）

①在 Acquisition 菜单中，选择 Data Set Name，此处指定在采集过程中所有生成的或用到的文件名称及存储位置。②在 Acquisition 菜单中，选择 Start Acquisition，开始数据采集。注意：如果文件已存在，需在 Data Set Name 中修改命名，以防止文件被覆盖。③在 Function 菜单中，选择 Close Acquisition，数据采集停止。

（4）数据的回收（Replay）

①在 Replay 菜单中，选择 Replay Filename。指定要回放的原始数据名称。这里选择的文件扩展名为 RAW，如果 P3 软件没有检测到事件文件（Event file 以 .EVT 为扩展名），您会看到 Warning：No. EVT file lounge。注意：在回放过程中会重新计算统计参数，所以最好在这里指定新的文件名称。以防止覆盖以前生成的统计数据。②在 Replay 菜单中，选择 Start Replay 和 Start Acquisition 中的情况相同，如果文件已存在，需在 Data Set Name 中修改命名，以防止文件被覆盖。③在 Replay 菜单中，选择 Replay Last Acquisition，用于便捷的回看刚刚采集完的数据。

（5）数据的回顾（Data Review Option）

软件 Ponemah 中，在 File 菜单中，选择 Open Review File；每一个 Review 文件都和一个原始数据文件 RAW 相关联；接下来出现 Select Review Channels 对话框，原始数据文件 RAW 中所包含的所有通道都会显示在该对话框中。用户可以勾选需要回顾的通道。

（6）维护

每 4～5 周对 DSI 生理信号遥测系统进行维护。维护方法如下：擦拭 DSI 的 Date Exchange Matrix；检查线路连接情况。

第三节
实验动物饲养过程的程序化管理

一、动物饲养管理部各岗位工作职责

1. 目的
明确动物饲养管理各岗位工作职责。

2. 范围
适用于实验动物饲养管理的操作人员。

3. 动物饲养管理人员岗位职责

（1）动物饲养管理负责人岗位职责

①总体负责动物饲养管理工作，带领全部工作人员努力搞好动物饲养、疾病控制及动物设施内环境管理工作，督促实验人员规范地开展动物实验工作。②注重提高业务知识和技能，并掌握所饲养动物的生物学特性、饲养管理和疾病控制的技术方法及内环境的等级标准、运行管理要点、卫生保洁和消毒方法。③明确动物饲养管理工作人员的职责和分工，指导并监督、检查所有工作人员的 SOP 执行情况和工作完成情况。④组织开展本部门的培训工作，组织制定、修改、修订动物饲养管理工作相关 SOP。⑤与其他部门人员协调配合，有序开展各项工作。

（2）动物饲养管理工作人员岗位职责

①努力学习业务知识和技能，掌握所饲养动物的生物学特性、饲养管理和疾病控制的技术方法，掌握内环境的等级标准、运行管理要点、卫生保洁和消毒方法。②严格按照相关 SOP 的要求，认真开展动物饲养管理、设施内环境

的秩序维持和卫生消毒工作，主动监督动物实验操作人员按照相关SOP的要求开展饲养区内的各项业务工作。③积极配合兽医开展动物疾病控制工作，保持所饲养动物的质量和所在设施的环境条件符合相应的国标要求。④根据动物饲养区内所需物品的具体情况，及时告知洗消人员做好笼具、饲料、垫料、工作服装、各种用具等物品的准备和消毒工作，确保物品的准备数量和消毒的效果满足动物饲养和设施运行管理的需要。⑤具体负责：准备和更换垫料、饮水，添加饲料，更换笼具、笼盖、瓶塞、饮水瓶，定期清洗回风口滤网；打扫内环境卫生，包括地面、墙面、墙顶、笼架。定期进行全面卫生清洁工作，包括紫外消毒和甲醛熏蒸。

（3）实验设施保障负责人岗位职责

①总体负责动物饲养管理部相关设施、设备的管理工作。②负责动物饲养管理部所需物资的采购、申报、申领、厂家接待等工作。③熟悉并掌握实验设施、设备运行原理，工作要求等知识和技能；掌握内环境的等级标准、运行管理要点、卫生保洁和消毒方法。④明确设备操作人员、洗消人员、值班人员的工作职责，并监督相关人员按照相关SOP的要求开展各项业务工作。⑤负责组织制定、修改、修订设施设备、保障工作相关SOP。⑥积极配合其他岗位人员开展工作，定期组织开展培训工作，总体协调实验室工作运行及后勤保障工作，保证实验及饲养相关工作有序开展。

（4）设备操作人员岗位职责

①努力学习业务知识和技能，具备操作各种设备（通风空调系统、制水设备、高压锅等）的相应资格，掌握各种设备的工作原理、操作要领和维护要求，熟悉设施的等级标准和运行管理要点。②操作设备时要严肃、认真，能够按照有关SOP的要求，对各种设备进行正确的使用、维护与校验。保证作业安全，保持各种设备处于正常的运转状态，从而确保整个设施的安全运行。③随时监控设施内环境状况（环境参数、人员活动和动物情况）和巡查各种设备的运转状况。发现异常且本人未能纠正时，要及时向设施保障负责人汇报或与设备维保人员联系，及时修复。④具体负责：空调系统、电锅炉、纯水机、脉动真空灭菌器、监控系统、消防系统、自控系统、门禁系统、发电机的操作、清洁、维修、保养工作及设备间的卫生清洁工作。

（5）洗消人员岗位职责

①根据动物饲养区所产生废弃物的具体情况，及时做好分类处理工作。包括：从出口缓冲间取出污染笼具和其他用具；清理污染垫料、动物尸体、垃圾等废弃物；洗刷污染笼具和其他用具等。②协助动物饲养和设施内环境管理人员消毒、传递物品和新进动物，监督实验人员所带物品的消毒传递过程（注重

其物品的消毒效果）。③随时整理洗消间、卫生间、非洁净库房等外环境的卫生和秩序，使用、备用物品的码放要整齐、有序，环境卫生要干净、整洁、无死角。④具体负责：猴服、拖鞋的清洗消毒；动物笼具、饮水瓶、瓶塞的清洗消毒；外环境卫生；洗消间、一更间、手消毒、传递间、出口缓冲间、走廊、非洁净物品库房、卫生间、办公室的清洁工作；垃圾、废弃物及废弃实验用品的回收处理工作。

（6）值班人员岗位职责

①值班人员认真学习和掌握各种设备的工作原理、操作要领和维护要求，熟悉设施的等级标准和运行管理要点。能够按照有关 SOP 的要求，安全、正确地操作各种设备，确保不发生责任事故。②值班时，要坚守岗位，认真负责。不仅要随时监控设施内环境状况和巡查各种设备的运转状况，还要定时巡视周边环境，搞好防火防盗工作，保证整个设施的安全运行。③每天上下班时，与各岗位工作人员进行交接班，巡视各设备运转情况，观察动物照明的自动开关情况，发现异常及时维修；巡视动物的状况，若发现有死亡或发病情况，应及时通知兽医，并按 SOP 要求做相应处理；夜间巡视时关闭各房间紫外灯。将上述操作记录在《值班记录表》（见附表）中。④值班人员有权拒绝无关人员出入本部，也有权查验所有被带出本部的物品（未经动物饲养管理部部长同意，任何人员不得带走本部物品）。⑤值班时，如遇紧急情况，应尽快与动物饲养管理部部长、保卫处取得联系。特别紧急情况下，可直接报 119 或110。下班后认真做好交接班工作。

（7）兽医岗位职责

①贯彻落实净化、消毒工作，监督检查人员、物品进出饲养区时的净化、消毒情况和各种废弃物（动物尸体、污水、废气、废弃垫料及其他垃圾）的无害化处理情况；指导其他工作人员正确使用各种消毒灭菌设备、空气净化设备和消毒药剂。②动物质量和设施环境条件的常规检查：按照品种（品系）和洁净度的不同，对进入本部的动物实施相应的检查和检疫，必要时应进行实验室检测，以避免新进动物将疫病带入饲养区；按照国标要求，负责对饲养区环境条件（环境指标、饲料、垫料、饮水）和实验过程中的动物质量进行抽检，确保设施环境条件和动物质量符合相应等级的标准。③对发病动物的处置：经常进入饲养区观察动物的健康状况，发现动物发病时，应按照有关SOP，对非传染病（如外伤、营养缺乏等）和传染病分别实施相应的处置措施，避免非传染病降低动物质量或影响动物实验工作的进行，更要避免传染病的扩散和蔓延。④做好动物疾病预防工作，并负责动物尸体储存、保管及无害化处理。⑤组织开展疾病预防和控制的相关培训，并制定、修改、修订

相关 SOP。

二、进入动物设施从业人员健康管理

1. 目的

明确进入设施的人员体检制度，保证设施安全。

2. 范围

适用于实验动物饲养管理的操作人员。

3. 具体内容

(1) 每年组织从业人员到有体检资质的机构进行常规体检，并根据从业人员的健康状况进行岗位分类管理。

(2) 有下列病理或生理状态的动物设施从业人员不适宜直接接触实验动物：①皮肤创伤未愈合，头癣、泛发性体癣、疥疮、衣原体性皮炎及其他有传染性或污染设施环境的皮肤病。②淋病、梅毒、软下疳、尿道分泌物淋菌阳性、尖锐湿疣患者。③慢性支气管炎急性发作期、支气管哮喘，各型肺结核、肺外结核、结核性胸膜炎及其他具有传染性的呼吸系统疾病及各种原因导致的肺不张患者。④伴有重度咳嗽的急性咽炎及慢性咽炎急性发作期。⑤伴有腮腺及口腔分泌过度的腮腺炎、腮腺混合瘤和口腔疾病。⑥细菌性痢疾、阿米巴痢疾、急性肠炎等各类痢疾或腹泻。⑦发热性疾病，由不明传染病引起的脾肿大、淋巴结肿大。⑧各型传染性肝炎并处于传染期者。⑨传染性或急性结膜炎。⑩流行性出血热及其他人畜共患病毒性疾病。⑪弓形虫及其他人畜共患寄生虫病。⑫重度副鼻窦炎、重度鼻炎、嗅觉丧失。⑬双耳失聪、双侧矫正视力均低于 0.5、重度色觉异常或有明显视功能损害眼病者。⑭有心血管疾病、高血压、低血压、癫痫病史、精神病史、遗尿症、尿崩症、晕厥史、精神活性物质滥用和依赖、智力障碍、运动障碍等无法正常从事实验动物工作的。⑮对实验动物工作环境严重过敏。⑯妊娠期内。

三、人员进出屏障设施的通过程序

1. 目的

明确进入动物设施人员的着装要求。

2. 范围

适用于实验动物饲养管理的操作人员。

3. 操作程序

(1) 进入实验动物屏障设施外环境的程序

所有进入动物屏障设施的工作人员可以穿自己的便鞋（仅限在实验室范围内穿着）在屏障设施外环境工作。所有进入动物屏障设施的外来人员必须在电梯入口处戴上鞋套。所有外来人员不得进入屏障设施内。

（2）进入实验动物屏障设施内环境之前的特别提示

①禁止将一切随身物品（个人的手表、手机和饰物）带入清洁区。②自进入一更间起，在出入每一道房门时，都应注意随手把门关好。③人员的流向是：外环境→一更间→手消毒间→二更间→缓冲间→清洁走廊→清洁区各功能间→污物走廊→出口缓冲间→外环境。

（3）进入实验动物屏障设施内环境的程序

①进入一更间：进入一更间后，脱下便鞋，放入鞋柜外侧，如实填写《人员进出动物实验设施记录表》（见附表）；转身进入鞋柜内侧，换拖鞋，将随身携带的个人物品和外衣放入衣柜内，刷卡进入手消毒间。②进入手消毒间：从手消毒器下接适量消毒剂对双手进行彻底的涂擦消毒并晾干，在进入二更间前将拖鞋脱在手消毒间的拖鞋收集桶内。③进入二更间：赤脚踏在地板上，分体猴服按照"戴口罩→穿上衣→穿裤子→穿拖鞋→戴手套"的顺序进行更衣；连体猴服按照"戴口罩→穿衣服→穿拖鞋→戴手套"的顺序进行更衣。更衣的注意事项：将帽子的拉绳系紧，不得暴露出头发和耳朵；应把连体猴服脚踝处的拉绳系紧；分体猴服的上衣下摆要掖进裤子之内；用手套束紧袖口。④进入缓冲间：先关好二更间的门，等候30秒后开启进入清洁区的门。⑤进入清洁区：由清洁走廊进入各功能间开展工作。⑥退出清洁区：作业完毕，携带自己的相关物品（如实验器具）和作业所产生的各种废弃物，按照"清洁区各功能间→污物走廊→出口缓冲间→外环境"的顺序退出清洁区。

（4）退出清洁区后的整理

①将一般废弃物放入垃圾桶中，将猴服放在回收桶中，将注射器等锐器放入利器盒中，将动物尸体放入尸体储存冰柜中，并做好相应记录。②返回一更间内如实填写《人员进出动物实验设施记录表》后，进入鞋柜内侧换穿自己的便服，从储柜内取出自己的物品，换穿自己的便鞋，将拖鞋放入拖鞋收集桶，离开动物实验设施。

四、动物实验设施的外环境管理

1. 目的

明确动物实验设施外环境（动物饲养区以外的所有区域）的管理要求。

2. 范围

适用于实验动物饲养管理的操作人员。

3. 操作程序

（1）对办公室的管理

所有人员各负其责，使设备附近、桌、椅、柜、门、窗、墙壁、地面等处外观整洁、利索，不堆放杂物，日常用品用后随手放入指定位置。每天下午下班前，洗消人员将所在办公室打扫干净。

（2）对空调机房、电锅炉房、制水间环境的管理

空调机房、电锅炉房、制水间由设备管理人员负责，楼梯由值班人员负责。保持设备上方及其作业区域不堆放杂物，桌、椅、柜、门、窗、墙壁、地面等处外观整齐，常用工具整洁、放置地点固定。每天下午下班前，将上述环境打扫干净。

（3）对洗消间、非洁库房和各种通道的管理（除外③由洗消人员负责）。

①由室外传入的物品或动物应及时放至相应位置或进行洗刷或消毒处理。②由饲养区传出的物品应及时进行分类处理（每天下午下班后，出口缓冲内不得留存物品）。每次取出物品时，洗消人员不得开启出口缓冲间内门；取出后，打开紫外线灯照射消毒30分钟。将污染笼具和其他用具洗刷后码放在相应位置；将污染垫料等废弃物包装及时运至垃圾点；协助实验人员将动物尸体包装后随时放入冰柜。每天下午下班前，将洗消间、卫生间、非洁库房等本楼层所有外环境打扫干净。③每天晚上，值班人员将一更间、手消毒间、传递间、出口缓冲间四区内门以外至洗消间的所有搁架和通道地面打扫干净（作业时，不得打开其内门）；用消毒液清洗四区内的地面。④每周对整个洗消间及其附近区域（包括非洁库房、卫生间、高压锅、洗消池等）进行1次全面卫生清理，使设备表面、门、窗、墙壁、地面等处外观整洁、利索，物品放置有序，废品及时处理。⑤对外环境的管理一般不做记录，必须记录时，应写入《值班记录表》。

五、屏障设施的内环境管理

1. 目的

确定屏障动物实验设施内环境（二更间、传递间和出口缓冲间以内的所有区域）的管理要求。

2. 范围

适用于实验动物饲养管理的操作人员。

3. 操作程序

（1）屏障环境动物实验设施的各项内环境标准应符合《实验动物环境与设

施 GB14925—2010》。

（2）日常管理要求有关人员各负其责。

（3）动物饲养管理人员自觉执行并负责监督他人，使所有进出屏障设施的人员、物品和动物必须严格执行各自的通过程序。

（4）根据外环境和内环境温、湿度的差异，设备管理人员和值班人员负责适时调整空调机组运行状态和 DDC 控制器上温度和湿度的控制参数，确保内环境的温、湿度合格；根据清洁走廊对外环境的压差应≥40Pa 的标准（压差能大致反映送、排风量），适时调节空调机组的运转状况（如调节变频器的频率、更新风机的传动皮带或维护各种过滤器材），确保内环境的换气量、氨浓度、压差和洁净度合格。

（5）根据照度和噪声标准，饲养管理人员负责保持照明灯具的正常运行，确保动物照明早 8：00 开启、晚 20：00 关闭，并避免各种异常噪声的发生；除完成相应的动物饲养管理工作外，每周应对室内环境进行 1 次全面卫生清扫和消毒工作；根据所饲养动物的状况，每月清洗 1 次室内回风口滤材，保持压差合格。

（6）根据 GLP 要求，由自控系统对设施内环境的温度、湿度和压差参数进行不间断的动态监控和记录。

（7）在动物实验开始前，对屏障设施内进行全面的甲醛熏蒸。

（8）每周对不饲养动物的房间进行全面卫生清洁后紫外灭菌 1h。

六、屏障设施的秩序和卫生管理

1. 目的
明确清洁区的秩序和卫生管理要求。

2. 范围
适用于实验动物饲养管理的操作人员。

3. 操作程序
（1）对人员的管理

进出清洁区都必须严格执行《人员进出屏障设施的通过程序》，不得在清洁区内做出脱猴服、摘口罩、吐痰等破坏清洁状态的行为。以下各种管理，由各自岗位人员负责。

（2）对备用饲料、垫料、笼具、饮水瓶的管理

此项由动物饲养管理人员负责。经钴-60 灭菌的饲料应将外包装表面消毒后经传递间传入屏障，放置于饲料储存间；将垫料分装于洗净控干的鼠盒中，

与笼盖一起经高压灭菌传入屏障，整齐码放于洁净物品储存间内的架子上；将饮水瓶注满纯净水后，码放在耐高温塑料盒中，经高压灭菌传入屏障，存放于洁净物品储存间内；饮水瓶塞和饮水嘴洗净后，放入耐高温塑料盒中加入适量纯净水，经高压灭菌后传入屏障，传入后将瓶塞和饮水嘴取出控干水后安放在水瓶上，整齐地码放在洁净物品储存间内的物品架上。上述物品应在传入后及时标明传入时间和储存期限，饲料的储存期限为 1 个月；垫料、饮水、饮水瓶塞及饮水嘴的储存期限为 7 天；笼盖的储存期限为 1 个月，超过者应重新消毒，以确保清洁。

（3）对各种用具的管理

①对实验台架、器材、桌椅等的管理：由实验人员负责。实验操作后，应将实验架台和器材消毒后，整齐地码放于实验操作间，不得乱堆乱放；使用后，应将实验区域打扫干净，不留灰尘和污垢。②对管理用具的管理：由动物饲养管理人员负责。对清洁区作业车等不宜或不需频繁传出者，每次使用后，应及时清理消毒并放回实验操作间；对扫帚、墩布等卫生工具，每次使用后，存放在洁净物品接收间，每周全面卫生清洁工作后将卫生工具进行 1 次杀菌消毒。

（4）对环境的管理及消毒

①由动物饲养管理人员和值班人员负责，每天将动物饲养间以外的其他清洁区用紫外线灯照射消毒。②由饲养管理人员负责，每周对屏障区内进行全面的卫生清洁打扫，并用新洁尔灭、84 消毒液等高效杀菌剂对地面、墙面、房顶和笼架进行 1 次彻底清理消毒，不留死角。消毒后对不饲养动物的房间进行紫外消毒。对饲养过动物的房间或实验完成的房间应及时进行清扫和消毒。

七、进入屏障设施之前各种物品的准备工作

1. 目的
明确各类物品进入屏障设施之前的准备方法。

2. 范围
适用于实验动物饲养管理的操作人员。

3. 操作程序
（1）准备的原则

①各类饲养管理用品由动物饲养管理人员负责准备。平时应根据实验数量、动物种类和数量，对相应所需的各种物料进行必要的储备，确保饲养和实

验工作的顺利进行。②各类实验用品由实验人员根据实验需求进行准备。

（2）猴服的准备

由洗消人员负责。将有污垢、汗渍或异味者挑出进行重点清洗，有破洞者淘汰，将分体猴服上衣和下衣进行成套包装，将连体猴服直接包装，然后进行高压灭菌并传入屏障区，按型号对应码放在二更间的衣柜内（分体猴服为小号，连体猴服为大号）。

（3）拖鞋的准备

由洗消人员负责。将屏障设施内所有已穿过的拖鞋进行收集、整理、除垢、消毒剂浸泡消毒 30min、控干后，码放在传递间，打开紫外线灯照射半小时，从洁净走廊一侧取出拖鞋放入二更间衣柜。将一更间使用的拖鞋进行收集、整理、除垢、消毒剂浸泡消毒 30min，控干后，码放在一更间的鞋柜内侧。

（4）口罩、手套的准备

由动物饲养管理人员负责。将口罩及手套的外包装用酒精喷洒消毒后，放入传递窗，紫外灭菌 15min 传入二更间。

（5）饲料的准备

由动物饲养管理人员负责。屏障内必须使用经钴-60 照射灭菌的实验动物饲料。将饲料外包装表面进行酒精喷洒消毒后，码放在传递间的传递车上。紫外线消毒 30min 后，再将其传至饲料储存间的架子上，并标明传入时间和保存期限。

（6）笼具和各种工具的洗刷

由洗消人员负责。洗消时应干净、利落、及时、够量，确保满足屏障设施内的需要。

①先把由屏障区传出的笼具和各种工具中的污物分类处理，再用水冲洗笼具和各种工具。②对于尿碱等附着物，可用稀酸浸泡后再冲洗，确保冲洗干净，不留污垢和酸液。③洗刷完毕，整齐地码放在控水处。

（7）垫料、笼具、笼盖和各种工具的消毒

由饲养管理人员和设备操作人员负责。①应使用吸湿性好、尘埃少、无异味、无毒性、无油脂的垫料。②根据屏障区内不同笼具的需求量，将适量的垫料分装至洗刷并晾干的笼具内，再将装有垫料的笼具码放在高压锅内高压灭菌后传入屏障。③对于笼盖和各种耐高压的工具，则直接高压灭菌。④对于不耐高压的工具，则从传递窗或传递间传入屏障区。

（8）饮水瓶的准备

由洗消人员负责。清洗时要用毛刷将瓶内反复洗刷，并用清水冲洗干净；

将饮水嘴和瓶塞用消毒剂浸泡 30min，再用清水冲洗干净，放入耐高温塑料盒中加入适量纯净水，经高压灭菌后传入屏障；加水时，饮水瓶应注满水，码放在耐高温塑料盒中，经高压灭菌传入屏障。

（9）实验用品的准备

由实验操作人员负责。①在进入动物实验设施之前，实验人员应将实验用品如供试品、实验器材和记录用纸等，按照有关 SOP 要求准备好。准备好的物品及其盛装容器应无污染、无污垢，能够高压灭菌者应先进行高压灭菌，以避免对动物和环境的污染。②根据每种物品的特性和实验要求，分别选择高压灭菌、传递窗、传递间传递的方法，将实验用品传入屏障区。

八、物品进出屏障设施的通过程序

1. 目的

明确各类物品进出实验动物屏障设施的程序。

2. 范围

适用于实验动物饲养管理的操作人员。

3. 操作程序

（1）物品的流向

外环境→洗消间的高压锅、传递间的消毒设备→洁净物品接收间→洁净物品储存间→清洁走廊→清洁区各功能间→污物走廊→出口缓冲间→外环境。

（2）物品灭菌或消毒处理

由相关人员负责。所有物品在进入清洁区时，均须通过相应通道进行灭菌或消毒处理。消毒好的物品应整齐地码放在洁净物品储存间内。

①通过高压锅灭菌：凡能经高压蒸汽灭菌传递的物品，如垫料、猴服、笼具、饮水瓶、某些工具等，均应先经过包装处理，再经过高压蒸汽灭菌柜灭菌后传至屏障内。②通过传递间/窗传递：不宜用高压蒸汽灭菌也不能用药物浸泡消毒的物品，如经钴-60 照射灭菌的饲料包，经环氧乙烷灭菌的口罩和手套，记录用纸、笔，某些工具和实验材料等，需经传递窗（小件）/传递间（大件）传入洁净区。每次照射时间设定为 15min。

（3）动物饲养管理所产生污物和废弃物的传出

由动物饲养管理人员和洗消人员负责。①每次将更换下来的污染笼具、饮水瓶等污物和垫料等废弃物及时传至污物走廊。②将饲养间内的工作全部完成后，人员再进入污物走廊，避免频繁出入饲养间而增加交叉污染的机会。③所有房间的工作完成后，将污染物和废弃物一并传至出口缓冲间。④经缓冲后，再由洗消人员传至外环境中。

（4）动物实验操作所产生污物和废弃物的传出

由实验人员负责。①实验完毕，实验操作人员应将再次使用的供试品放入冰箱中保存，将实验仪器和实验台、凳等有关用具彻底清理干净后放回实验操作间。②将实验所产生的污物和废弃物一并带入出口缓冲间，经缓冲后，传至外环境中。

（5）动物尸体和锐器的处理

由实验人员负责。将动物饲养或实验过程中所产生的动物尸体随时装进专用医疗垃圾袋并及时放入尸体储存冰箱暂存；将废弃的针头、玻璃、手术刀片等锐器及时放入利器盒中保存，积存一定数量后，请有资质的公司，按照国家有关要求，实施无害化处理。

（6）污物和废弃物的处理

由洗消人员和动物饲养管理人员负责。对从清洁区传出的各种污物和废弃物进行分类处理。将污染笼具和其他用具洗刷后码放在相应位置；将污染垫料等废弃物包装后及时运至垃圾站，请有资质的公司实施无害化处理。

（7）特殊废弃物的处理

对感染性动物实验过程中所产生的具有污染或潜在污染的所有废物（包括废气、废水、各种固态废物）进行处理时，必须经过有相关资质的公司进行无害化处理；对放射性动物实验过程中所产生的、具有污染或潜在污染的所有废物同样须经过有资质的公司进行无害化处理。

九、大、小鼠进出屏障设施的通过程序

1. 目的

确定大、小鼠进出实验动物屏障设施应执行的程序。

2. 范围

适用于实验动物饲养管理的操作人员。

3. 操作程序

（1）动物流向

动物的流向是外环境→传递间→清洁走廊→饲养间→污物走廊→出口缓冲间→外环境。

（2）接收动物前的准备

由动物饲养管理人员负责。动物饲养管理人员首先根据拟进实验动物的品种（品系）、性别、数量和实验要求等因素将饲养间的笼位、饮水瓶和饲料等

物品准备好。

（3）购买动物

由办公室负责。购买动物时，必须从持有《实验动物生产许可证》的单位购买具有《实验动物质量合格证》的动物。

（4）接收、传递与消毒

由实验人员负责与运输人员进行动物交接。实验人员在接收动物时，查收《实验动物质量合格证》，然后认真核对动物的品种（品系）、数量、性别、体重（日龄）等信息，确定没有问题后，将动物运抵屏障设施传递间入口处，最后将《实验动物质量合格证》交给办公室，经办公室核对后交给档案管理员。随后，非清洁区的动物饲养管理人员将运输笼表面进行酒精喷洒消毒后，转入传递间进行紫外消毒30min。

（5）屏障设施内的接收与健康观察

由动物饲养管理人员负责。①紫外消毒30min，从洁净走廊一侧打开传递间，将运输笼搬运到饲养间。②打开运输笼，核查动物的品种（品系）、数量、性别、体重（日龄）是否与《动物实验伦理审查表》的要求相符。发现有误时，马上告知实验人员。③仔细检查动物的外表有无异常，从而大体判定动物质量好坏。肉眼评判动物质量优良的标准是：营养良好，肥瘦适中；发育正常，肢体匀称并无残缺或畸形；体型健壮，运动活泼；皮毛光亮、色正，紧贴身体；皮肤弹性良好，无创伤和异常物；口、鼻、肛门等出口无异常分泌物或排泄物。④发现动物不健康时，应拒收整批动物，并报告兽医；未见异常时，方可接收动物。⑤接收动物时，动物饲养管理人员用清洁笼具将动物按照5只/笼的密度转入饲养间，进行健康观察和环境适应。⑥接收动物后，将接收结果如实记录在《实验动物接收登记表》。⑦动物在观察间的观察期为：本地购进者3天，外地购进者7天。饲养管理人员每天应密切注意观察动物的基本状况。发现异常情况，应随时报告兽医或有关人员。必要时，兽医应进行实验室检测。经观察、检疫，确认无异常后将动物按照实验要求的密度转入饲养间进行饲养和实验。

（6）动物尸体处理

①实验结束后，实验人员将动物经污物走廊，出口缓冲间，带出屏障设施。②为动物实施安乐死（必要时，于解剖间按照有关SOP进行解剖和取样）并将动物尸体、组织用垃圾袋收集后及时放入冰柜中暂存并填写相应记录。③积存一定数量时，由动物饲养管理人员通知有资质的公司有关人员按照医疗垃圾进行无害化处理。

十、大、小鼠的饲养管理

1. 目的

明确大、小鼠的饲养管理要求。

2. 范围

适用于实验动物饲养管理的操作人员。

3. 操作程序

（1）由动物饲养管理人员负责。

（2）动物饲养管理人员进入洁净区后，首先在洁净物品接收间，将消毒物品从高压锅、传递窗中取出并码放至相应位置，标明传入时间和使用期限。

（3）进行大体巡视（每日1次），进入各饲养间应首先观察饲养间的内环境指标（温度、湿度、压差、照明、噪声等）和动物的临床表现是否正常。

① 若发现内环境指标不正常或动物临床表现异常、死亡等情况时，应随时向设备管理人员、有关实验人员和兽医报告，并积极配合他们采取相应的处理措施。

② 若未发现异常情况，方可进行更换笼具（含垫料）、补给饲料和饮水、环境卫生清理和消毒等动物饲养和内环境管理工作。

（4）动物饲养管理频度

①笼具和垫料：普通实验者，每三天更换一次；特殊实验（如高糖实验、代谢实验等）者每天更换一次；笼盒中一旦发生漏水、污损等异常情况时，应及时更换。②饲料和饮水：参考大、小鼠日采食量（大鼠日采食量为 $9\sim18g$，小鼠日采食量为 $6\sim8g$），根据饲养密度提供充足的饲料，做到少量勤添，若发现供给不足应及时补充；若有实验特殊要求可每天定量给料。大、小鼠的饮水必须充足，若水量不足半瓶应及时更换，更换后应注意水瓶是否漏水或不出水的现象，有漏水的应及时更换。③笼盖：不超过1个月的实验，每批实验结束后及时传出洗刷消毒；超过1个月的实验，每半个月更换一次。

（5）各种物料的准备

①笼具（含垫料）：根据各房间所用笼具的类型和数量进行准备，将准备好的笼具装在作业车上并送入相应的饲养间。②饮水瓶：根据各房间需要更换水瓶的数量，从洁净物品储存间先取用储存期限最长的一批饮水瓶，送入各饲养间。③饲料、各房间的饮水瓶更换完毕后，根据各房间动物所需要饲料的类别和数量，选择相应的饲料（取料时要先用陈料，以免饲料长期放置而变质）装在作业车上并送入相应的饲养间。

（6）动物饲养管理操作

动物饲养管理工作应在实验操作完毕后进行，既减少交叉污染的机会，又避免饲养管理人员与实验人员之间的作业冲突。管理动物时要善待动物，减少对动物的侵扰，保障动物福利。

① 现场操作流程：在实验操作间用酒精喷洒消毒作业车的台面，从洁净物品储存间取出待更换笼具，从饲料库中取出饲料，运送至饲养间；把一组新笼码放在作业车的左侧，将旧笼码放在作业车的右侧。拔掉旧饮水瓶，用抹布清扫并擦拭消毒腾空的笼架（要避免污物掉入洁净物料上）；将旧笼的盖子和卡片移至新笼上，检查旧笼内的动物数量、性别、编号等信息与卡片上的记录是否一致；无异常时，将动物逐只移入新笼；换上新饮水瓶（应按固定位置将水嘴插入水嘴孔中，以便于动物饮水并避免漏水和动物逃逸），并将新笼放至旧笼原位；待全部更换完垫料和饮水后再补充饲料。

② 污物清理：将所有更换下来的各种污染垫料和旧饮水瓶一并送至污物走廊，待饲养管理工作完成后再一并运送至洗消间。

③ 饲养密度：日常管理中，除实验要求外，大鼠的饲养密度为：体重300g 以内时≤5 只/笼，体重在 300～500g 以内时 3～4 只/笼，体重在 500g 以上时≤2 只/笼；小鼠的饲养密度均为 5 只/笼。若一笼中出现受伤或发病的情况，应将受伤或发病的实验鼠及时单笼隔离，必要时应整笼隔离。

（7）内环境管理

每天在更换垫料的同时将笼架擦拭干净，并在动物管理工作全部完成后，将洁净区的地面卫生打扫干净；每天将动物饲养间以外的其他清洁区用紫外线灯照射消毒。每周对屏障区内进行全面的卫生清洁打扫，并用新洁尔灭、84消毒液等高效杀菌剂对地面、墙面、房顶和笼架进行 1 次彻底清理消毒，不留死角。消毒后对不饲养动物的房间进行紫外消毒。此外，为保障屏障环境的风量和梯度压差合格，每月清洗 1 次室内回风口滤材。

（8）记录管理

每天要将动物和内环境的巡查结果、动物饲养管理和内环境管理工作的基本情况记入《动物饲养管理记录表》。确保记录资料的及时性、真实性、完整性和规范化。

大、小鼠临床表现的常见异常情况及其可能的原因分析如下：

小鼠和大鼠的许多临床表现都很相似，只不过大鼠的性情较小鼠温顺，行动不及小鼠灵活，发生打斗的概率较低。在日常的观察中，若动物表现为怡然自得、活泼好动、皮毛光亮、饮食正常、粪便干爽，则是环境适宜、营养适当和体型健壮的表现；若扎堆聚拢或屯集一角，则可能是环境温度偏低，应适当提高环境温度；若昂首直立，呼吸急促，则可能是环境温度偏高或氨浓度过高，应适当降低环境温度或加强通风换气；若皮毛潮湿或打撮，则可能是环境湿度偏高，应降低环境湿度；若皮毛过于干燥或尾巴粗糙（大鼠甚至表现出尾巴末端干燥、弯曲、坏死，即环尾症），则可能是环境湿度偏低，应提高环境湿度；若发生打斗或有咬伤（小鼠尤其是雄性个体后躯可见外伤），则可能是由应激反应或合笼引起的社会等级制度被破坏所致，应加强管理或将无外伤者（处于社会的最上层）提出单养；若多数动物出现啃咬笼具等异嗜行为，则应考虑饲料的营养是否适当；若发现动物体表局部脱毛、出现鳞屑，则应检查动物是否感染了体外寄生虫；若发现动物精神萎靡、运动迟缓、皮毛粗乱、粪尿和饮食欲异常，则应警惕动物群是否发生了微生物感染。发现上述异常或者其他情况时，动物饲养人员应及时向兽医报告，兽医应按照有关 SOP 的要求，及时采取相应的隔离和诊断措施。

十一、传递窗/间标准操作规程

1. 目的
明确传递窗/间的操作程序与维护要求。

2. 范围
适用于实验动物饲养管理的操作人员。

3. 操作程序
（1）使用时，非清洁区外侧由洗刷人员或实验人员负责，清洁区由动物饲养管理人员或实验人员负责；维护由动物饲养管理人员负责；维修由设备管理人员负责。

（2）凡是传递窗能容纳并能通过紫外消毒的物品，如物料，记录用纸、记录用笔仪器设备及仪器设备配件、清洁用品等进出洁净区必须经过传递窗，并按规定程序消毒后传入或传出；对于大件物品须从传递间传入清洁区。

（3）传递窗/间使用过程中，不论任何情况禁止同时开启内侧门和外侧门。

（4）每周在洁净区全面卫生清扫和消毒时，应全面清洁和消毒处理传递窗和传递间。

（5）每次使用传递窗需填写《传递窗使用记录》和《传递间使用记录》。

（6）外侧操作人员打开外门，先将物品脱去外包装，使物品尽可能单体化，然后用消毒剂对物品的表面进行全方位的擦抹或喷雾消毒，最后放至传递窗/间内的货架上，保证各表面都能够受到紫外线的照射，关闭外门。

（7）打开紫外线灯，必须保持 15min（窗）/30min（间）以上的照射。紫外灯开启状态下不得开启传递窗/间的门。

（8）紫外线灯熄灭后，清洁区工作人员打开内门，取出物品，关闭内门。

（9）维护要求

每次使用前要检查门锁和紫外线灯是否正常，发现异常时，及时维修或更新。每年要强制更换1次紫外线灯管。

十二、人员进出普通设施的通过程序

1. 目的

明确人员进出实验动物普通设施应执行的程序。

2. 操作程序

（1）进入实验动物普通设施外环境的程序

所有进入动物普通设施的工作人员可以穿自己的便鞋（仅限在实验室范围内穿着）在普通设施外环境工作。所有进入动物普通设施的外来人员必须在电梯入口处戴上鞋套。

（2）进入实验动物普通设施内环境之前的特别提示

①禁止将一切随身物品（个人的手表、手机和饰物）带入设施内。②自进入更衣间起，在出入每一道房门时，都应注意随手把门关好。③人员的流向是：外环境→更衣间→走廊→缓冲间→各功能间→缓冲间→走廊→外环境。

（3）进入实验动物普通设施内环境的程序

①进入更衣间：进入更衣间后，脱下便鞋，放入鞋柜外侧，如实填写《人员进出动物实验设施记录表》；转身进入鞋柜内侧。②将随身携带的个人物品和外衣放入衣柜内，取出猴服，按照"戴口罩→穿上衣→穿裤子（上衣下摆要掖于裤子之内）→穿拖鞋→戴手套"的顺序进行更衣，进入设施内。更衣的注意事项：将帽子的拉绳系紧，不得暴露出头发和耳朵；用手套束紧袖口；上衣下摆要掖于裤子之内。③经走廊，通过缓冲间Ⅰ，进入Ⅰ区开展相关工作。完成工作后，按照"缓冲间Ⅰ→走廊→外环境"的顺序退出普通设施。④经走廊，通过缓冲间Ⅱ，进入Ⅱ区开展相关工作。完成工作后，按照"缓冲间Ⅱ→走廊→外环境"的顺序退出普通设施。⑤经走廊直接进入检疫间、隔离间、饲料库；工作完成后直接退出设施。⑥注意：在检疫间和隔离间完成工作后，工作人员不得进入Ⅰ区和Ⅱ区开展工作。进入检疫间和隔离间后换下的猴服单独包装，须经高压灭菌后再使用。⑦工作人员在检疫间和隔离间工作后，若需要进入Ⅰ区和Ⅱ区工作，必须退出设施，更换猴服，重新按照SOP的规定进入设施。

（4）退出普通设施后的整理

①将一般废弃物放入垃圾桶中，将猴服放在回收桶中，将注射器等锐器放入利器盒中，将动物尸体放入尸体储存冰柜中，并做好相应记录。②返回更衣间内如实填写《人员进出动物实验设施记录表》，进入鞋柜内侧换穿自己的便服，从储柜内取出自己的物品，换穿自己的便鞋，将拖鞋放入拖鞋收集桶，离开动物实验设施。

十三、普通设施的内环境管理

1. 目的

明确普通动物实验设施的内环境管理要求。

2. 操作程序

普通环境动物实验设施的各项内环境标准应符合《实验动物环境与设施GB14925－2010》。

（1）动物饲养管理人员自觉执行并负责监督他人，使所有进出普通设施的人员、物品和动物必须严格执行各自的进出要求。

（2）由设备管理人员和值班人员负责，根据外环境和内环境温、湿度的差异，适时调整空调机组运行状态和 DDC 控制器上温度和湿度的控制参数，确保内环境的温、湿度合格。

（3）由设备管理人员负责（其他人员配合），根据各种送风过滤器材的技术指标、运行状况和空气质量状况，合理安排更新或清洗各种送风过滤器材，调节变频器的频率或送、排风阀，确保内环境的换气量和氨浓度合格。

（4）由动物饲养管理人员负责，根据照度和噪声标准，保持照明灯具的正常运行，确保动物照明早 8：00 开启、晚 20：00 关闭，并避免各种异常噪声的发生；除完成相应的动物饲养管理工作外，每周应对室内环境进行 1 次全面卫生清扫和消毒工作；根据所饲养动物的状况，每月清洗 1 次室内回风口滤材。

（5）根据 GLP 要求，由自控系统对设施内环境的温度、湿度进行不间断的动态监控和记录。

十四、普通设施的秩序与卫生管理

1. 目的

明确普通设施的秩序和卫生管理。

2. 操作程序

（1）对人员的管理

进出普通设施的人员都必须严格执行《人员进出动物实验设施的通过程序》，不得在普通设施内进行脱猴服、摘口罩、吐痰等破坏清洁状态的活动。以下各种管理，由各自岗位人员负责。

（2）对饲料、笼具、饮水瓶和料斗的管理

此项由动物饲养管理人员负责。饲料应将外包装表面消毒后放置于饲料储存间；饮水瓶及瓶塞每半个月进行一次清洗消毒，清洗后将饮水瓶注满饮用水，放置于笼架上；托盘每天清洗消毒一次，料斗每周清洗消毒一次，吊笼每半个月清洗消毒一次，存放在非洁净物品储存间；犬、猴的笼具每月全面清洗一次，每月用酒精对其进行1次喷洒消毒；料斗每周清洗并消毒一次。

（3）对各种用具的管理

①对实验台架、器材、桌椅等的管理：此项由实验人员负责，实验操作后，应将各用具整齐地码放于实验操作间，不得乱堆乱放；实验后，应将实验区域打扫干净，不留灰尘和污垢。②对管理用具的管理：此项由动物饲养管理人员负责。由对转运笼和作业车等用具，每次使用后，应及时清理干净并放回非洁净物品储存间；对扫帚、墩布等卫生工具，每次使用后进行清洁，每个月应对卫生工具进行全面清洁消毒。

（4）对环境的管理及消毒

①由动物饲养管理人员负责，每天清理一次动物的排泄物。用水冲洗地面，保持干净整洁。②由动物饲养管理人员负责，每月用消毒剂对各房间地面、墙壁和房顶进行1次彻底清理消毒，不留死角；每月用消毒剂对各房间笼架进行1次擦拭消毒。③由饲养管理人员负责，每月用消毒剂对各房间的水池和下水管路进行一次冲洗消毒。④各饲养间的地漏在排放完动物排泄物后，用自来水封闭。每周用消毒剂冲洗一次，并用自来水封闭。⑤若实验动物患有传染病，应及时对环境进行密闭消毒。

十五、进入普通设施之前各种物品的准备工作

1. 目的

明确各类物品进入普通设施之前的准备方法。

2. 操作程序

（1）准备的原则

①各类饲养管理用品由动物饲养管理人员负责准备。平时应根据实验数

量、动物种类和数量，对相应所需的各种物料进行必要的储备，确保饲养和实验工作的顺利进行。②各类实验用品由实验人员根据实验需求进行准备。

（2）猴服的准备

由洗消人员负责。将有污垢、汗渍或异味者挑出进行重点清洗，有破洞者淘汰，清洗晾干后将猴服上衣和下衣进行成套包装，按型号对应码放在更衣间的衣柜内。

（3）拖鞋的准备

由洗消人员负责。将普通设施内所有已穿过的拖鞋进行收集、整理、除垢、消毒剂浸泡消毒 30min，控干后码放在更衣间鞋柜内侧。

（4）口罩、手套的准备

由动物饲养管理人员负责。将口罩及手套的外包装用酒精喷洒消毒后，放至更衣间的衣柜内。

（5）饲料的准备

由动物饲养管理人员负责。购买质量合格的实验动物饲料，购进后有序地码放在非洁净物品库内。根据饲养需要，将外包装用酒精喷洒消毒后，放置于普通设施内的饲料库房中的搁架上。

（6）笼具和料斗的洗刷

由洗刷人员负责。①犬猴笼具的清洗：每天用高压水枪冲洗笼具底盘和接粪槽，并擦干底盘的积水。每月将笼具底盘抽出送至洗消间进行清洗消毒，用高压水枪冲洗笼体和接粪槽，再用刷子将笼具和接粪槽整体洗刷干净，然后再用高压水枪冲洗，最后用酒精喷洒消毒。②吊笼和托盘的清洗：将更换下的吊笼和托盘先用高压水枪冲洗，再用消毒液浸泡 30min 后，最后用高压水枪冲洗干净，控干后放入非洁净物品储存间。③用铲子将更换下的料斗中的残留饲料清理干净，用水冲洗干净后，放入消毒液中浸泡 30min，再用水冲洗干净，控干后放入非洁净物品储存间。④对于尿碱等附着物，可用稀酸浸泡后再冲洗，确保冲洗干净，不留污垢和酸液。

（7）饮水瓶的准备

由洗消人员负责。清洗时要用毛刷将瓶内反复洗刷，并用清水冲洗多次，将饮水嘴和瓶塞用消毒剂浸泡消毒 30min，再用清水冲洗干净，存放在非洁净物品储存间。

（8）实验用品的准备

在进入动物实验设施之前，实验人员应将实验用物品如供试品、实验器材和记录用纸等，按照有关 SOP 要求准备好。使用时，可直接带入相应的普通饲养间。

十六、物品进出普通设施的通过程序

1. 目的

明确各类物品进出动物实验普通设施应执行的程序。

2. 操作程序

（1）物品的流向

外环境→走廊/更衣间→缓冲间→饲养间→缓冲间→走廊→外环境。

（2）物品的传入

由动物饲养管理人员负责。①必须消毒的物品在进入普通设施之前，均须经高压蒸汽灭菌或消毒剂处理，灭菌消毒后的物品应及时传至更衣间、鞋架或相应的普通饲养间，备用物品放置非洁净库房内。②无须消毒的物品，可由外环境或非洁净库房直接传至更衣间或相应的普通饲养间内（饲料、某些工具或实验材料）。

（3）物品的传出

①动物饲养管理所产生污物和废弃物的传出。由动物饲养管理人员负责。每次将更换下来的污染笼具（水瓶、料斗、托盘）等污物及时传至洗消间内。②动物实验操作产生污物和废弃物的传出。由实验人员负责。实验完毕，实验操作人员应将实验仪器和实验台、凳等有关用具彻底清理干净后放回实验操作间；将再次使用的供试品放入冰箱中保存；将实验所产生的污物和废弃物及时传入洗消间。

（4）污物和废弃物的处理

由洗消人员和动物饲养管理人员负责。对从饲养间传出的各种污物和废弃物进行分类处理；将污染笼具和其他用具洗刷后码放在相应位置；将废弃物包装后及时运至垃圾站，请有资质的公司实施无害化处理。

（5）尸体和锐器的处理

由实验人员负责，将动物饲养或实验过程中所产生的动物尸体随时装进专用医疗垃圾袋并及时放入尸体储存冰箱暂存；将废弃的针头、玻璃、手术刀片等锐器及时放入利器盒中保存，积存一定数量后，请有资质的公司，按照国家有关要求，实施无害化处理。

十七、犬、猴进出普通设施的通过程序

1. 目的

确定犬、猴进出普通动物实验设施应执行的程序。

2. 操作程序

（1）动物的流向

动物的流向是外环境→药浴桶→走廊→检疫间→缓冲间→饲养间→缓冲间→走廊→外环境。

（2）接收动物前的准备

由动物饲养管理人员负责。接到《动物实验伦理审查表》后，饲养管理人员根据拟进实验动物的品种、性别、数量和实验要求等因素将检疫间的笼位、水、料斗和饲料等物品准备好。

（3）购买动物

由办公室负责。购买动物时，必须从持有《实验动物生产许可证》的单位购买具有《实验动物质量合格证》的动物。

（4）接收与检查

①由动物饲养管理人员负责与运输人员进行动物交接。将动物运抵洗消间时，查收该批动物的检疫证明、《实验动物质量合格证》。若为非人灵长类动物，还应查收有关部门的审批复印件。②检查动物的品种、数量、性别、体重（或月龄）等是否与《动物实验伦理审查表》的要求相符。发现不符时，应先告知课题负责人，然后再接收动物。③由头部至尾部，仔细观察动物质量状况。肉眼评判动物质量优良的标准是：发育良好，肥瘦适中，体型健壮；运动活泼，肢体匀称，四肢无残缺、畸形和外伤；眼睛应明亮、有神，无异常分泌物；耳廓应清洁，无寄生虫感染所引起的红肿、脱毛，耳内应无异常分泌物；口腔内牙齿清洁，舌、口腔黏膜及咽部无炎症；皮毛光亮、色正，紧贴身体；皮肤弹性良好，无创伤和异常物；腹部无疝气体征；外阴部无异常分泌物，雄性睾丸下垂；肛门无排泄物附着；犬的鼻镜应湿润、清凉，鼻腔无明显分泌物，肉指（趾）柔软，无肿胀或结痂。④发现动物不健康时，应拒收整批动物；未见异常时，方可接收动物并进入消毒程序。⑤接收动物后，将接收结果如实记录在《实验动物接收登记表》上，并将动物的检疫证明、《实验动物质量合格证》、使用非人灵长类动物的审批复印件附在相应的《动物实验伦理审查表》后面。

（5）清洗消毒

在兽医指导下，动物饲养管理人员将动物逐只进行清洗消毒。

①以消毒液（去污、杀菌、除虫）的总深度不超过动物的背高为宜，向药浴桶内加入自来水、热水（将温度调至 38℃ 左右）和适量的消毒剂。②将动物头部保持高位后，移入药浴桶（必要时，可用消毒笼固定动物），用毛刷反复刷洗动物全身。洗浴时间为 3～5min。③将动物移出药浴桶，并用 38℃ 左

右的热水冲洗。④用毛巾或吹风机擦干动物皮毛。⑤饲养管理人员将动物转入检疫笼内检疫。

（6）检疫

由兽医和动物饲养管理人员负责。动物的检疫期为：本地购进者 7 天，外地购进者 14 天。①饲养管理人员每天应密切注意观察并记录动物的基本状况。发现异常情况，应随时报告兽医或有关人员。②饲养管理人员在兽医指导下，让动物口服或皮下注射广谱抗寄生虫药，以驱除动物体内外寄生虫。③根据购入动物所附检疫资料，兽医检测动物的常见传染病（犬：犬瘟热、犬细小、犬肝炎等；猴：疱疹病毒、结核分枝杆菌等）。④根据检测结果，兽医应采取相应的预防免疫措施。⑤检疫结束，动物饲养管理人员将动物移至饲养间进行饲养和实验。

（7）处理动物尸体

①实验结束后，实验人员将废弃动物带出动物设施。②为动物实施安死术（必要时，于解剖间按照有关 SOP 进行解剖和取样）并将动物尸体、组织用垃圾袋收集后及时放入冰柜中暂存。③积存一定数量时，由洗消人员通知有资质的公司按照医疗垃圾进行无害化处理。

十八、犬、猴的饲养管理

1. 目的

明确犬、猴的饲养管理要求。

2. 操作程序

（1）由动物饲养管理人员负责。

（2）大体巡视（每日上、下午各 1 次）

每次进入各饲养间时，应首先大体巡视，以观察饲养间的内环境指标（温度、湿度、压差、照明、噪声等）和动物的临床表现是否正常。

发现内环境指标不正常或动物临床表现异常、死亡等情况时，应随时向有关实验人员和兽医报告，并积极配合他们，采取相应的处理措施。若未发现异常情况，方可进行冲洗笼具、补给饲料和饮水、环境卫生清理和消毒等动物饲养和内环境管理工作。

（3）动物饲养管理频度

①笼具的清洗和消毒：每天用高压水枪冲洗笼具底盘和接粪槽，并擦干底盘的积水。每月将笼具底盘抽出送至洗消间进行清洗消毒，用高压水枪冲洗笼体和接粪槽，再用刷子将笼具和接粪槽整体洗刷干净，然后再用高压水枪冲洗，最后用酒精喷洒消毒。料斗每周清洗并消毒一次。用铲子将更换下

料斗中的残留饲料清理干净，用水冲洗干净后，放入消毒液中浸泡 30min，再用水冲洗干净，控干后放入非洁净物品储存间。②饲料和饮水：对于常规饲料和饮水，每天在清洗和更换料斗后进行补料。对于特殊实验（含特殊营养成分或限量饲喂者），应根据实验要求配合实验人员进行适时添加饲料。饮水为自来水，自由饮水。③溜犬：每周让犬到运动场自由活动 2 次，每次 0.5～1h。

（4）动物饲养管理操作

动物饲养管理工作应在实验操作完毕后进行，既减少交叉污染的机会，又避免饲养管理人员与实验人员之间的作业冲突。管理动物时要善待动物，减少对动物的侵扰，保障动物福利。

①加水、加料：饮水为自来水，管路装有压舌装置，可以自由饮水。应根据动物品种和实验的不同而选择相应的饲料。取饲料时，要先用陈料，以免饲料长期放置而变质。加料前，应检查料斗中剩料情况，发现剩料过多、水浸或洒落等异常情况，应查明原因，解决问题（必要时应通知实验人员或兽医）；加料时，应根据各笼动物体格的大小，适量添加（成年动物每次加入颗粒饲料的重量参考标准为：犬 100～150 克/只，猴 50～100 克/只），以满足自由采食而略有余量为宜（限量饲喂者除外）。对猴子吃的蔬菜或水果，应在颗粒料吃完半小时后再直接投入笼内饲喂（成年猴每次加入蔬菜或水果的重量参考标准为 50～100 克/只）。②溜犬：应在饲喂半小时后进行。每天应轮流让犬到运动场自由活动适当时间（每只犬每周 2 次，每次 0.5～1h）。溜犬时，应将雌雄分开、按编号顺序或体质状况分别进行（犬喜欢群居，有合群欺弱的习性，有的成年雄性 Beagle 犬好斗，应避免相互打斗）。③污物清理：将所有更换下来的料斗等各种污物一并送至走廊，待饲养管理人员退出饲养区时，再将其传至洗消间。④冲洗接粪槽：应在饲喂半小时后进行。冲洗时，用水管将各笼的内壁、底网、接粪槽等部位彻底冲洗干净，不留残垢。然后，将地面上的积水扫入地漏，再用墩布擦干地面。各饲养间的地漏在排放完动物排泄物后，用自来水封闭。每周用消毒剂冲洗一次，并用自来水封闭。

（5）内环境管理

各房间的动物管理工作全部完成后，先将各饲养间的桌椅、存放物、用具等部位擦拭干净，再将地面卫生打扫干净（作业时，尽力避免扬尘或积水，有尿碱时应用稀盐酸处理）。每月用消毒剂对各房间地面、墙壁和房顶进行 1 次彻底清理消毒，不留死角；每月用消毒剂对各房间笼架进行 1 次擦拭消毒。每月用消毒剂对各房间的水池和下水管路进行一次冲洗消毒。此外，为保障环境的风量和换气次数合格，每月清洗 1 次室内回风口滤材。

（6）记录管理

每天要将动物和内环境的巡查结果、动物饲养管理和内环境管理工作的基本情况记入《动物饲养管理记录表》，每周要校对 1 次内环境温湿度参数，数据填入《温湿度校对记录表》。应确保记录资料的及时性、真实性、完整性和规范化。

（7）犬的主要生物学特性和病态下的临床表现特征

犬的种类比较多，但最适宜于实验的品种为 Beagle 犬。犬的听觉、嗅觉和反应均很灵敏，有服从主人的天性，能领会人的简单意图，易于饲养和调教，能很好地配合实验工作的开展，但不合理的饲养或虐待，会恢复其野性。犬的吠声很大，饲养时应避免其对周围环境的影响。犬对外界环境的适应力强，但高温、高湿和通风不良的犬舍会给犬的健康带来不利的影响，甚至影响实验结果，因此应保证犬舍符合相应饲养环境的等级标准。笼养时，应注意保证犬只之间的可视交流和定期活动，也可在笼具中放置适宜的玩具。笼养犬的趾甲因磨损不足而需要适当修剪。尽管犬喜食肉类和脂肪，但市售的全价膨化饲料已能很好地满足其营养需要，因此饲喂起来比较简单。抓取 Beagle 犬时，应用一只手抓住其颈部松弛的皮肤，另一只手握住其前肢的根部，不得用手提其耳朵。若长时间抓取，可让其后驱着地，呈坐姿势，两手保持不变。抓取时要小心，防止其抓伤或咬人。

在病态情况下，犬可表现为精神萎靡（由于乐于讨好主人，轻微疾病时犬常常在工作人员面前表现活泼而掩盖其精神状态的变化），动作迟缓，对声音或呼唤的反应迟钝，目光呆滞，皮毛粗乱无光，皮肤干燥缺乏弹性，耳热，分泌眼眵，趾掌干硬，姿势、活动、饮食欲和粪尿异常，可视黏膜苍白、潮红、黄染、发绀（蓝紫色），直肠体温增高（正常范围幼年 38.5～39.0℃，成年 37.5～38.5℃），脉搏增数（健康时每分钟 100～130 次）。因此，日常管理中应密切注意设施环境条件和动物临床表现的变化。发现异常情况时，动物饲养人员应及时向兽医报告，兽医应按照有关 SOP 的要求，及时采取相应的隔离和诊断措施。

（8）猴的主要生物学特性和病态下的临床表现特征

在非人灵长类动物中，用于研究工作的主要是恒河猴和食蟹猴。尽管猴的许多形态特征和身体机能与人相似，但也有其自身的生物学特性。猴子有较发达的智力和神经控制能力，能够用手操纵工具；聪明伶俐，动作敏捷，擅长攀登和跳跃；好奇心和模仿力强，爱玩耍，常常破坏东西；个体之间经常发生打斗，受惊吓时常发出尖叫声；常齿此牙咧嘴、暴露野性，但通常怕人，不易接近。猴喜欢抢食（哪怕是单笼饲养），并将抢来的食物储存于颊囊内，之后慢慢咀嚼和消化。猴为杂食性动物，但体内不能合成维生素 C。有性皮，雌猴在发情期，尤其是排卵期，其生殖器和整个臀部的皮肤呈明显的发红、肿胀，月经之前消退，青春期和年轻的猴最明显。其性成熟的年龄一般为雄性 3 岁、雌性 2 岁，性周期 28（21～35）天，月经期 2～3（1～5）天，月经开始后 12～13 天排卵。每年的 10 月至次年的 2 月，是猴子交配繁殖的旺季。妊娠期 165 天左右，年产 1 胎，每胎 1 只（极少有 2 只），哺乳期半年以上。野生条件下，猴是群居性动物，通常由几十只组成一个直线型群体，首领为猴王，群体过大则分群并产生新的猴王。

　　实验室条件下，应根据猴的这些特性，开展有针对性的饲养管理。猴对外界环境的适应力强，但高温、高湿和通风不良的环境会给猴的健康带来不利的影响，甚至影响实验结果，因此应保证猴笼的环境条件符合相应的环境标准。单笼饲养时，应注意保证猴子之间的可视交流。尽管猴为杂食性动物，但市售的全价膨化饲料加新鲜的果蔬（补充维生素 C）便能很好地满足其营养需要，因此饲喂起来比较简单。

　　捕捉猴子时，应先用网套或笼具的挤压板将猴子固定（必要时可行镇静或麻醉），再将其两前肢反扭至背后，用一只手紧握两前肢的肘部以上部位，将两前肢顺直，用另一只手紧握两后肢。若体型较大，应由两人分别紧握其前、后肢而抓取。在抓取过程中和放入笼内的瞬间，要谨慎操作、协调配合，防止猴子逃脱、受伤或抓人、咬人。

　　在病态情况下，猴可表现为精神萎靡（由于怕人，轻微疾病时猴子常在工作人员面前紧张而掩盖其精神状态的变化），垂头抱腹，动作、反应迟钝，目光呆滞，皮毛粗乱无光或脱毛，皮肤干燥缺乏弹性或有外伤，姿势、活动、饮食欲、粪尿和可视黏膜异常，直肠体温增高（正常范围幼年 38.5～39.0℃，成年 37.5～38.5℃），脉搏增数（健康时每分钟 120～180 次）。因此，日常管理中应密切注意设施环境条件和动物临床表现的变化。发现异常情况时，动物饲养人员应及时向兽医报告，兽医应按照有关要求，及时采取相应的隔离和诊断措施。

十九、动物饲养管理安全应急预案

1. 目的
明确实验室各项安全应急预案的标准操作程序。

2. 范围
适用于实验动物饲养管理的操作人员。

3. 具体内容

（1）根据国家、行业及主管部门的法规和规定，动物饲养管理部必须认真贯彻"安全第一、预防为主"的方针，坚持"谁主管谁负责"原则，动物饲养管理部部长应为事故处置的第一责任人，各岗位工作人员都是事故处置的责任人。

（2）工作人员在接到事故报警后，应第一时间赶到事故现场，根据本预案进行适当处置。任何人员以任何理由和借口延误事故处置，造成人员伤亡、财产损失或恶劣社会影响者，均按失职处理。违反国家法律法规和单位纪律者，按相关法律法规和单位纪律论处。

（3）火灾处理应急预案

① 火情处置程序

在场人员应在保护自己人身安全并能安全撤离的情况下采取及时有效的措施进行扑救。使用灭火器时应注意周围的环境，由于灭火器喷发出来的灭火剂具有一定的压力，使用时应避免打翻其他化学试剂，防止火势变大。

② 火灾处置程序

a. 断电并报警：第一发现火情人员或得知火情的值班人员应立即切断电源并报 119 火警电话。报警要求（说明失火的单位名称和具体地址、起火点的位置、起火物品名称、火情大小、火灾现场有没有危险品、报警人姓名和电话号码）；并通知动物饲养管理部部长及实验室负责人员。b. 疏散：所有工作人员应"避开火源，就近疏散，统一组织，有条不紊"，有序地进行疏散。不得在楼道内拥挤、围观。c. 扑救：所有工作人员接到通知后要立即到达现场。集中现有灭火器和人员积极扑救，尽量消灭或控制火势扩大。在应急抢救过程中，本着"救人先于救物"的原则下进行。参与抢救的人员要勇敢、机智、沉着，做到紧张有序，一切行动听从指挥，有问题要及时上报。消防车到来之后，要配合消防专业人员扑救或做好辅助工作。d. 清点：处置结束后或在公安消防队到场后，及时清点人员和已疏散的重要物资，查清有无人员被困于火场中以及有哪些重要物资需要疏散，并将情况及时告知领导。

③ 烧伤急救处理

a. 基本原则：烧伤发生时，最好的救治方法是用冷水冲洗，或伤员自己进入附近水池浸泡，防止烧伤面积进一步扩大。b. 衣服着火时应立即脱去衣物用水灭火或就地躺下，滚压灭火。衣服如有冒烟现象应立即脱下或剪去以免导致烧伤。身上起火不可惊慌奔跑，以免风助火旺，也不要站立呼叫，以免灼伤呼吸道。c. 烧伤经过初步处理后，要及时将伤员就近送往医院进一步治疗。

（4）危险化学品事故应急预案

① 化学品泄漏处置程序

a. 易燃、有毒气体泄漏现场人员首先从室外总闸切断电源（避免断电时电弧引起火灾），佩戴个人防护用具，然后迅速开门窗通风，并按照危险程度通知邻近实验室或整座建筑人员撤离至上风区，在做好安全保障工作之后对泄漏源进行控制处理。b. 易燃、腐蚀、有毒液体泄漏现场人员首先从室外总闸切断电源（避免断电时电弧引起火灾），佩戴个人防护用具，避免中毒和灼伤，然后用抹布擦拭和吸收。大量泄漏时在实验室门口设置堵截围堰后撤离，等待应急救援人员处置。

② 化学品火灾处置程序

a. 可燃液体着火：立即拿开着火区域内的一切可燃物质，关闭通风设施，防止扩大燃烧。若着火面积较小，可用抹布、湿布、铁片或沙土覆盖，隔绝空气使之熄灭。覆盖时动作要轻，避免碰坏或打翻盛装可燃溶剂的玻璃器皿，导致更多的溶剂流出而扩大着火面。b. 易燃气体着火：首先切断电源，开门窗通风，起火初期首先控制气体泄漏，然后使用抹布遮盖扑灭，如无法控制气体泄漏，当容器内容物储存量低于爆炸极限时，使用干粉灭火器扑救，火焰消失后使用灭火器对周边环境降温至室温，以免气体重新燃烧或爆炸，否则必须保持稳定燃烧，避免大量可燃气体泄漏出来与空气混合后发生爆炸。

（5）突发停电、停水事故应急预案

a. 停电、停水后各岗位人员检查开关和水龙头是否关闭。b. 所有仪器插头全部从插座中拔出。c. 必要时关闭实验室内电闸，或者关闭楼层总电闸。d. 必要时可关闭实验室总供水阀。e. 实验室发生水灾时，应第一时间关闭水阀，并组织人员进行积水清除，防止祸及其他实验室，造成更大损失。

（6）触电事故应急预案

a. 切断电源。b. 若一时无法切断电源，可用干燥的木棒、木板、绝缘绳等绝缘材料解救触电者。c. 用绝缘工具切断带电导线。d. 抓住触电者干燥而不贴身的衣服，将其拖开，切记要避免碰到金属物体和触电者身体裸露部位。e. 尽量避免触电者解脱后摔倒受伤。f. 解救下触电者后应及时送医。

09

第九章
五味常见药材饮片安全药理学研究与实践

第一节
苦苣菜饮片安全药理学研究

　　苦苣菜又名苦菜，属菊科，苦苣菜属，是一种传统的药用植物，在中国民间应用十分广泛，常用于胃痛、头痛、糖尿病、肝炎等疾病的治疗，苦苣菜中的化学成分丰富多样，主要包括绿原酸、黄酮醇、总酚、异鼠李素、皂苷、木犀草素、芹菜素等成分。作为常用药材，现代药理学研究表明，苦苣菜具有抗菌、抗肿瘤、降血糖、抗炎、抗氧化、抗衰老、抗焦虑、抗溃疡等作用。由于其在食用、药用、营养保健等方面的广泛作用，近年来对其的研究也日益增多，但主要针对其化学成分、药理作用等方面，在安全性研究方面还未见报道，因此，对苦苣菜开展安全药理学研究至关重要。

一、苦苣菜饮片对中枢神经系统影响的背景数据

1. 苦苣菜对小鼠自主活动背景数据的建立

　　选合格小鼠 40 只，设置苦苣菜细粉混悬液 0.13g/kg、0.39g/kg、1.17g/kg 组及溶剂对照组（0.5%CMC-Na），每组 10 只，雌雄各半，各组以 10mL/kg 单次灌胃给药。将各组 ICR 小鼠放入记录仪的活动箱中，记录给药前 30min，给药后 1h、2h、3h、4h、6h，时间点 10min 内活动情况，给药与组别设计如表 9-1 所示。

表 9-1　给药与组别设计

组别	剂量/(g/kg)	给药体积/(mL/kg)	动物数量	
			雄性	雌性
溶剂对照组	0	10	5	5
低剂量组	0.13	10	5	5
中剂量组	0.39	10	5	5
高剂量组	1.17	10	5	5

　　苦苣菜细粉混悬液对小鼠自主活动的影响见表 9-2，与溶剂对照组同一采集时间点的数值相比，灌胃给予低、中、高剂量苦苣菜细粉混悬液后对小鼠自主活动能力均未产生明显影响（$P > 0.05$），随着测试时间的延长，各组小鼠活动次数有降低趋势。

表 9-2　苦苣菜细粉混悬液对小鼠自主活动能力的影响（$\bar{x}\pm s$，$n=10$）

单位：次

采集时间点	检测指标	组　别			
		溶剂对照组	低剂量组	中剂量组	高剂量组
给药前 30min	活动次数	92.60±23.96	87.80±32.71	95.00±17.15	84.40±29.02
给药后 1h	活动次数	97.20±18.38	86.80±16.36	86.40±12.96	85.90±11.31
给药后 2h	活动次数	81.90±29.18	77.40±28.78	65.30±27.00	63.10±26.30
给药后 3h	活动次数	81.30±15.02	73.90±21.72	68.10±11.05	67.30±12.88
给药后 4h	活动次数	79.80±11.27	68.40±15.74	66.40±20.91	65.60±20.28
给药后 6h	活动次数	65.40±19.72	64.40±19.27	62.90±24.57	56.20±12.79

2. 苦苣菜对小鼠戊巴比妥钠阈下协同催眠背景数据建立

选合格小鼠 40 只，设苦苣菜细粉混悬液 0.13g/kg、0.39g/kg、1.17g/kg 及溶剂对照组（0.5% CMC-Na），每组 10 只，雌雄各半，各组以 10mL/kg 灌胃给药，灌胃后 6h 根据体重（35mg/kg）腹腔注射戊巴比妥钠，注射体积均为 10mL/kg，注射后即刻开始观察记录 30min 内各剂量水平发生睡眠的小鼠数（翻正反射消失 1min 以上表明发生睡眠）、入睡潜伏期及睡眠时间，给药与组别设计如表 9-3 所示。

表 9-3　给药与组别设计

组别	剂量/(g/kg)	给药体积/(mL/kg)	动物数量	
			雄性	雌性
溶剂对照组	0	10	5	5
低剂量组	0.13	10	5	5
中剂量组	0.39	10	5	5
高剂量组	1.17	10	5	5

苦苣菜细粉混悬液对小鼠戊巴比妥钠阈下催眠的影响见表 9-4，与溶剂对照组的数值相比，苦苣菜细粉混悬液低、中、高剂量组对小鼠入睡潜伏期、睡眠时间均未产生明显影响（$P>0.05$）。

表 9-4　苦苣菜细粉混悬液对小鼠戊巴比妥钠阈下催眠影响（$\bar{x}\pm s$，$n=10$）

组别	入睡潜伏期/min	睡眠时间/min	入睡数/只	睡眠率/%
溶剂对照组	6.87±1.53	8.97±1.13	3	30.0
低剂量组	6.18±1.34	10.40±0.96	4	40.0
中剂量组	6.29±1.07	9.33±1.51	3	30.0
高剂量组	6.37±0.86	9.80±1.66	4	40.0

3. 苦苣菜对大鼠协调运动（转棒法）背景数据的建立

取 SD 大鼠置于大小鼠转棒仪滚筒上训练，转速为 10 转/分钟，每天 1 次，连续 3 天。3 天训练结束后，选 40 只能在 10 转/分钟转棒仪滚筒上维持 3min 以上大鼠，设苦苣菜细粉混悬液 0.09g/kg、0.27g/kg、0.81g/kg 剂量组及溶剂对照组（0.5% CMC-Na），每组 10 只，雌雄各半，各组以 10mL/kg 灌胃给药，分别于给药前及给药后 1h、2h、3h、4h、6h 时间点置于转棒仪滚筒上，记录每只大鼠从转棒仪滚筒上掉落所用时间，若 10min 以上不掉落则以 10min 计，给药与组别设计如表 9-5 所示。

表 9-5　给药与组别设计

组别	剂量/(g/kg)	给药体积/(mL/kg)	动物数量	
			雄性	雌性
溶剂对照组	0	10	5	5
低剂量组	0.09	10	5	5
中剂量组	0.27	10	5	5
高剂量组	0.81	10	5	5

苦苣菜细粉混悬液对大鼠平衡协调运动能力的影响见表 9-6，与溶剂对照组同一采集时间点的数值相比，灌胃给予低、中、高剂量苦苣菜细粉混悬液后对大鼠平衡协调运动能力均未产生明显影响（$P>0.05$）。

表 9-6　苦苣菜细粉混悬液对大鼠平衡协调运动影响（$\bar{x}\pm s$，$n=10$）

单位：s

采集时间点	检测指标	组别			
		溶剂对照组	低剂量组	中剂量组	高剂量组
给药前 30min	潜伏期	533.70±114.46	527.70±105.04	531.20±101.88	535.90±100.05
给药后 1h	潜伏期	600.00±0.00	600.00±0.00	573.60±122.15	560.60±114.59
给药后 2h	潜伏期	564.00±12.87	561.10±91.39	567.10±72.42	566.30±106.57
给药后 3h	潜伏期	557.30±101.71	576.50±92.13	566.30±74.95	600.00±0.00
给药后 4h	潜伏期	564.00±97.39	600.00±0.00	545.90±119.81	554.00±106.62
给药后 6h	潜伏期	573.80±51.23	567.60±70.84	575.30±32.32	578.10±60.67

二、苦苣菜饮片对心血管系统影响的背景数据

1. 组别及给药设定

6 只已建立生理信号遥测模型 Beagle 犬采用拉丁方进行实验组别设计。给

药组分为4组，溶剂对照组（0.5% CMC-Na）、苦苣菜细粉混悬液低、中、高剂量组（0.03g/kg、0.09g/kg、0.27g/kg），设4个给药周期，各给药周期间隔7天。给药方式采用与临床拟用相近的灌胃给药，给药容量10mL/kg。使用灌胃管单次灌胃给药，各给药周期固定上午9：00～11：00，给药前12h禁食，自由饮水。剂量及组别设计详见表9-7和表9-8。

表 9-7　比格犬剂量设计

组别	剂量/（g/kg）	给药体积/（mL/kg）	动物		约相当于人临床拟用剂量倍数
			雄性	雌性	
对照组	0	10	3	3	—
低剂量组	0.03	10	3	3	2
中剂量组	0.09	10	3	3	6
高剂量组	0.27	10	3	3	19

表 9-8　比格犬组别设计

给药周期	动物流水号					
	1	2	3	4	5	6
D1	NS	H	M	L	NS	H
D2	L	NS	H	M	L	NS
D3	M	L	NS	H	M	L
D4	H	M	L	NS	H	M

注：NS：对照组；L：低剂量组；M：中剂量组；H：高剂量组；D1、D2、D3和D4为给药周期。

2. 数据采集

实验前设定需要采集的相关参数，采用DSI植入式生理信号遥测系统采集动物心电、血压及体温指标，心电指标包括心率、PR间期、QRS间期、QT间期、P波、R波、ST段、T波；血压指标包括收缩压、舒张压、平均压，同时采集体温数据。记录给药前1～2h基础数据及给药后24h数据。采集间隔为每10s系统自动记录一次。统计时选取给药前30min的时间点为给药前基础值，给药后30min、1h、2h、3h、4h、6h、8h、10h、12h、14h、18h、24h，取每个时间点后5min平均值作为该时间点数据，剔除因动物躁动等因素引起的大幅度漂移数据。

3. 苦苣菜细粉混悬液对清醒 Beagle 犬心电影响背景数据的建立

苦苣菜细粉混悬液对清醒Beagle犬心电的影响见表9-9～表9-16。与溶剂对照组同一采集时间点的数值相比，苦苣菜细粉混悬液高、中、低剂量组清醒Beagle犬的心率、PR间期、QRS间期、P波、T波、QT间期、ST段及R波均未出现明显改变（$P>0.05$）。

表 9-9 苦苣莱细粉混悬液对清醒 Beagle 犬心率的影响（$\bar{x} \pm s$，$n=6$）

单位：次/min

采集时间点	组　别			
	溶剂对照组	低剂量组	中剂量组	高剂量组
给药前 30min	110.18±13.63	102.99±19.41	117.17±33.21	98.45±24.95
给药后 30min	93.63±22.82	92.57±13.79	92.72±12.86	96.14±9.02
给药后 1h	84.25±10.21	88.55±11.95	92.71±21.51	84.29±12.17
给药后 2h	92.38±10.82	74.77±13.25	79.33±12.53	87.10±17.16
给药后 3h	79.95±7.94	71.04±11.31	85.02±13.09	99.44±26.59
给药后 4h	88.25±26.72	95.72±26.86	71.33±9.07	86.64±31.59
给药后 6h	94.79±7.93	85.72±11.42	88.06±10.83	87.35±11.82
给药后 8h	92.66±21.90	88.78±15.29	79.28±2.37	102.20±20.63
给药后 10h	93.48±12.61	80.75±17.70	81.05±13.90	89.35±14.45
给药后 12h	82.94±14.02	78.23±11.80	81.24±7.61	80.70±9.67
给药后 14h	74.38±7.57	77.14±14.40	89.93±25.40	81.18±9.41
给药后 18h	81.07±13.19	94.59±27.31	79.20±12.45	80.85±12.59
给药后 24h	96.26±27.26	95.35±11.35	81.55±4.57	81.75±18.17

表 9-10 苦苣莱细粉混悬液对清醒 Beagle 犬 PR 间期的影响（$\bar{x} \pm s$，$n=6$）

单位：ms

采集时间点	组　别			
	溶剂对照组	低剂量组	中剂量组	高剂量组
给药前 30min	95.57±6.71	98.15±6.58	94.58±5.76	100.64±3.66
给药后 30min	101.56±7.89	103.44±8.79	102.11±6.70	104.46±6.58
给药后 1h	105.28±9.05	103.24±5.97	100.90±5.33	104.99±8.59
给药后 2h	99.11±9.21	107.89±10.23	100.25±5.81	102.01±9.05
给药后 3h	106.93±11.01	107.94±8.01	100.15±14.94	100.41±10.21
给药后 4h	102.93±10.35	100.81±9.49	107.32±11.19	102.27±8.66
给药后 6h	97.77±4.39	100.12±5.87	101.77±8.99	106.90±8.03
给药后 8h	101.90±5.57	103.97±12.04	104.80±8.98	101.75±10.60
给药后 10h	100.97±10.72	101.42±10.57	101.18±12.13	98.12±7.39
给药后 12h	98.34±6.99	98.31±9.61	100.05±10.60	104.26±8.32
给药后 14h	100.65±9.81	99.31±9.80	101.38±11.16	102.84±7.76
给药后 18h	99.62±9.98	97.15±11.15	102.92±10.57	102.33±12.27
给药后 24h	100.17±8.06	101.33±6.57	101.37±9.54	104.32±10.21

表 9-11　苦苣菜细粉混悬液对清醒 Beagle 犬 QRS 间期的影响（$\bar{x} \pm s$，$n = 6$）

单位：ms

采集时间点	组　别			
	溶剂对照组	低剂量组	中剂量组	高剂量组
给药后 30min	38.66±3.03	36.34±2.22	36.08±2.24	38.74±1.66
给药后 1h	35.47±5.15	38.22±2.83	38.36±3.25	39.64±1.79
给药后 2h	37.21±3.75	38.70±1.81	38.40±2.31	38.72±3.34
给药后 3h	36.93±2.35	39.49±1.19	36.18±5.06	36.11±4.17
给药后 4h	36.85±2.11	37.32±4.46	38.75±2.43	36.96±2.34
给药后 6h	35.75±1.61	37.65±2.62	38.65±2.47	37.77±3.02
给药后 8h	35.35±2.23	38.58±2.44	38.16±2.64	36.10±2.73
给药后 10h	36.06±4.84	38.17±3.50	39.30±2.43	34.79±2.90
给药后 12h	38.27±2.01	36.12±3.24	38.02±3.34	39.22±2.67
给药后 14h	39.27±1.50	35.81±5.27	34.30±9.42	38.70±2.92
给药后 18h	37.04±4.02	37.19±2.85	39.33±2.42	36.84±2.74
给药后 24h	36.68±2.91	37.87±3.33	36.99±3.34	32.88±7.14

表 9-12　苦苣菜细粉混悬液对清醒 Beagle 犬 P 波的影响（$\bar{x} \pm s$，$n = 6$）

单位：mV

采集时间点	组　别			
	溶剂对照组	低剂量组	中剂量组	高剂量组
给药前 30min	0.23±0.11	0.22±0.09	0.24±0.09	0.21±0.08
给药后 30min	0.19±0.12	0.20±0.12	0.20±0.11	0.19±0.11
给药后 1h	0.20±0.12	0.20±0.11	0.19±0.09	0.21±0.14
给药后 2h	0.20±0.10	0.22±0.12	0.18±0.09	0.20±0.12
给药后 3h	0.18±0.12	0.21±0.14	0.21±0.13	0.19±0.10
给药后 4h	0.21±0.12	0.19±0.13	0.24±0.22	0.21±0.11
给药后 6h	0.19±0.06	0.20±0.10	0.16±0.08	0.25±0.16
给药后 8h	0.22±0.11	0.19±0.12	0.20±0.11	0.23±0.13
给药后 10h	0.22±0.12	0.18±0.10	0.19±0.10	0.19±0.13
给药后 12h	0.15±0.08	0.15±0.09	0.19±0.11	0.19±0.11
给药后 14h	0.20±0.10	0.18±0.09	0.20±0.12	0.22±0.18
给药后 18h	0.18±0.09	0.20±0.11	0.17±0.06	0.17±0.09
给药后 24h	0.20±0.08	0.19±0.10	0.18±0.07	0.19±0.09

表 9-13　苦芑莱细粉混悬液对清醒 Beagle 犬 T 波的影响（$\bar{x} \pm s$，$n=6$）

单位：mV

采集时间点	组　别			
	溶剂对照组	低剂量组	中剂量组	高剂量组
给药前 30min	0.28±0.08	0.33±0.10	0.36±0.07	0.27±0.05
给药后 30min	0.16±0.06	0.21±0.09	0.23±0.07	0.20±0.05
给药后 1h	0.20±0.03	0.21±0.09	0.23±0.05	0.22±0.09
给药后 2h	0.20±0.03	0.21±0.09	0.23±0.05	0.22±0.09
给药后 3h	0.19±0.08	0.14±0.03	0.21±0.04	0.19±0.06
给药后 4h	0.20±0.04	0.19±0.08	0.24±0.16	0.22±0.07
给药后 6h	0.24±0.08	0.21±0.08	0.22±0.06	0.27±0.03
给药后 8h	0.20±0.07	0.21±0.07	0.21±0.04	0.27±0.12
给药后 10h	0.18±0.06	0.17±0.04	0.21±0.07	0.22±0.13
给药后 12h	0.17±0.06	0.16±0.04	0.25±0.09	0.17±0.05
给药后 14h	0.22±0.06	0.23±0.06	0.21±0.07	0.21±0.14
给药后 18h	0.16±0.06	0.22±0.03	0.22±0.06	0.18±0.04
给药后 24h	0.26±0.04	0.23±0.02	0.23±0.09	0.24±0.09

表 9-14　苦芑莱细粉混悬液对清醒 Beagle 犬 QT 间期的影响（$\bar{x} \pm s$，$n=6$）

单位：ms

采集时间点	组　别			
	溶剂对照组	低剂量组	中剂量组	高剂量组
给药前 30min	208.55±8.17	217.81±11.31	204.65±27.20	226.02±21.37
给药后 30min	224.61±19.34	217.97±8.39	221.76±10.99	232.75±14.49
给药后 1h	236.36±17.71	234.35±9.98	226.49±13.12	236.48±8.70
给药后 2h	225.19±19.88	240.55±8.32	233.50±15.48	235.75±19.75
给药后 3h	239.32±10.99	250.44±12.13	222.12±24.99	229.58±24.92
给药后 4h	226.84±19.27	229.39±25.12	248.22±15.68	238.74±22.78
给药后 6h	215.38±13.02	231.70±12.88	231.00±13.65	233.69±15.41
给药后 8h	222.22±20.72	232.15±16.72	237.86±13.16	212.90±13.29
给药后 10h	222.80±28.28	237.36±23.49	235.57±12.97	224.75±13.65
给药后 12h	237.84±16.51	237.82±19.17	236.01±9.35	240.64±7.82
给药后 14h	237.92±12.39	230.17±21.03	241.23±16.29	241.55±6.77
给药后 18h	233.30±11.71	231.53±19.41	234.91±13.86	232.37±13.72
给药后 24h	225.23±20.18	231.72±7.28	232.23±19.64	233.03±19.85

表 9-15　苦苣菜细粉混悬液对清醒 Beagle 犬 ST 段的影响 （$\bar{x} \pm s$，$n = 6$）

单位：mV

采集时间点	组　　别			
	溶剂对照组	低剂量组	中剂量组	高剂量组
给药前 30min	180.74±8.23	190.14±11.07	177.66±27.43	197.83±21.66
给药后 30min	196.00±9.07	189.26±9.07	194.44±11.40	204.45±13.85
给药后 1h	213.55±17.81	205.79±9.02	198.45±12.77	207.78±7.25
给药后 2h	197.21±18.36	218.95±13.45	205.03±14.04	206.60±20.85
给药后 3h	211.74±11.78	221.56±10.88	194.29±26.66	201.13±25.18
给药后 4h	199.02±19.61	200.92±22.96	220.03±14.04	210.50±22.93
给药后 6h	200.40±12.36	203.34±11.93	203.60±14.02	213.56±11.47
给药后 8h	194.41±19.64	203.90±15.03	212.28±11.71	184.88±11.62
给药后 10h	198.44±26.07	209.00±23.08	206.34±15.03	196.85±12.25
给药后 12h	209.80±15.38	210.49±19.16	208.09±8.70	212.35±5.22
给药后 14h	209.81±14.03	202.05±20.07	213.96±15.51	213.60±6.10
给药后 18h	205.45±10.90	205.08±17.48	206.13±14.14	204.79±15.11
给药后 24h	197.27±20.40	203.63±7.28	201.81±17.29	205.64±19.42

表 9-16　苦苣菜细粉混悬液对清醒 Beagle 犬 R 波的影响 （$\bar{x} \pm s$，$n = 6$）

单位：ms

采集时间点	组　　别			
	溶剂对照组	低剂量组	中剂量组	高剂量组
给药前 30min	2.41±1.24	2.37±1.19	2.23±1.26	2.50±1.35
给药后 30min	2.48±1.19	2.32±0.89	2.26±0.88	2.78±1.00
给药后 1h	2.17±0.64	2.25±1.01	2.09±1.26	2.59±1.08
给药后 2h	2.10±0.94	2.76±0.76	2.28±0.96	2.12±0.54
给药后 3h	1.86±1.12	2.26±1.15	2.02±1.00	2.28±0.92
给药后 4h	2.40±1.19	2.39±1.41	2.50±0.92	2.43±1.17
给药后 6h	2.12±0.95	2.53±1.17	1.74±0.73	2.51±1.18
给药后 8h	2.32±1.26	2.38±1.12	2.44±0.83	2.23±0.91
给药后 10h	1.91±0.97	2.47±1.01	2.17±1.06	2.10±1.02
给药后 12h	2.30±1.24	2.55±1.11	2.72±1.10	2.43±1.28
给药后 14h	2.18±0.82	1.84±0.65	2.41±0.80	2.37±1.45
给药后 18h	2.34±0.91	2.46±1.03	2.64±0.94	2.53±1.02
给药后 24h	2.09±1.18	2.29±1.14	2.29±0.99	2.27±0.78

4. 苦苣菜混悬液对清醒 Beagle 犬血压影响背景数据建立

苦苣菜细粉混悬液对清醒 Beagle 犬血压的影响见表 9-17～表 9-19，结果表明与溶剂对照组同一采集时间点的数值相比，苦苣菜细粉混悬液低、中、高剂量组对清醒 Beagle 犬的收缩压、舒张压及平均压均未产生明显影响（$P>0.05$）。

表 9-17　苦苣菜细粉混悬液对清醒 Beagle 犬收缩压的影响（$\bar{x}\pm s$，$n=6$）

单位：mmHg

采集时间点	组　　别			
	溶剂对照组	低剂量组	中剂量组	高剂量组
给药前 30min	122.72±11.50	122.24±11.74	132.37±12.30	117.77±3.91
给药后 30min	107.74±8.74	112.87±8.64	112.28±11.61	110.57±9.20
给药后 1h	112.53±10.99	110.20±7.04	113.45±12.28	113.77±8.16
给药后 2h	124.50±13.17	114.86±12.04	118.17±12.69	117.04±15.41
给药后 3h	121.07±11.61	112.79±13.44	125.92±14.11	120.31±15.88
给药后 4h	121.15±11.19	123.01±9.97	110.48±12.54	113.96±8.34
给药后 6h	125.63±12.33	119.15±8.60	115.16±16.07	117.84±11.72
给药后 8h	120.20±16.03	124.37±11.22	119.35±10.44	123.94±14.77
给药后 10h	124.09±19.58	118.77±12.29	124.56±11.04	117.68±13.89
给药后 12h	117.10±10.06	117.49±13.06	126.43±19.11	117.23±9.25
给药后 14h	117.95±15.48	123.10±15.42	120.79±15.20	115.05±8.20
给药后 18h	123.95±11.61	123.14±10.46	123.10±10.11	116.71±7.89
给药后 24h	122.39±14.42	129.91±17.64	129.13±13.55	123.55±9.83

注：1mmHg≈0.133kPa。

表 9-18　苦苣菜细粉混悬液对清醒 Beagle 犬舒张压的影响（$\bar{x}\pm s$，$n=6$）

单位：mmHg

采集时间点	组　　别			
	溶剂对照组	低剂量组	中剂量组	高剂量组
给药前 30min	85.38±8.98	85.27±6.83	91.67±6.40	82.30±3.82
给药后 30min	77.45±7.78	78.77±8.60	80.17±9.12	78.51±5.08
给药后 1h	78.56±11.25	77.22±4.24	77.71±7.13	80.85±9.96
给药后 2h	87.30±10.86	84.31±9.52	84.09±7.66	79.20±15.66
给药后 3h	84.19±8.35	81.09±9.49	89.59±10.82	84.05±13.22
给药后 4h	88.08±7.70	88.82±5.22	82.79±8.28	80.28±4.88

续表

采集时间点	组　　别			
	溶剂对照组	低剂量组	中剂量组	高剂量组
给药后 6h	89.11±8.18	84.50±10.72	81.22±7.00	83.97±10.05
给药后 8h	85.87±11.42	88.87±11.71	87.04±6.68	87.93±9.97
给药后 10h	87.90±13.84	82.97±12.32	85.75±10.08	82.77±14.13
给药后 12h	81.77±10.22	81.21±9.10	90.18±9.70	83.04±6.97
给药后 14h	83.41±12.18	86.34±11.35	85.51±10.20	84.60±7.02
给药后 18h	87.98±6.01	86.30±5.83	87.52±6.77	83.49±8.42
给药后 24h	85.73±7.89	87.19±8.22	88.80±7.55	89.74±8.15

表 9-19　苦苣菜细粉混悬液对清醒 Beagle 犬平均压的影响 ($\bar{x}\pm s$, $n=6$)

单位：mmHg

采集时间点	组　　别			
	溶剂对照组	低剂量组	中剂量组	高剂量组
给药前 30min	99.87±9.35	99.45±8.27	107.47±9.17	95.85±2.97
给药后 30min	88.47±6.96	90.97±8.75	91.88±10.34	90.13±5.87
给药后 1h	90.89±10.19	88.89±4.56	90.57±9.06	92.42±9.21
给药后 2h	100.67±11.69	95.47±9.47	96.26±8.68	92.26±15.61
给药后 3h	97.29±8.97	92.34±9.94	102.93±11.87	97.06±14.65
给药后 4h	100.11±8.43	101.35±6.26	93.87±7.61	92.33±5.23
给药后 6h	103.21±9.08	97.01±9.76	91.90±11.06	96.44±10.35
给药后 8h	98.62±13.33	101.64±11.58	98.65±7.31	101.49±12.28
给药后 10h	101.34±15.55	95.34±12.00	99.50±10.40	95.06±14.10
给药后 12h	94.41±9.57	93.88±9.87	103.26±12.70	95.16±6.89
给药后 14h	100.05±3.88	99.40±11.83	98.0±11.72	95.37±7.30
给药后 18h	100.57±7.31	99.38±7.42	100.21±7.07	95.26±7.98
给药后 24h	99.36±10.02	101.56±9.29	104.14±9.77	101.98±8.40

5. 苦苣菜细粉混悬液对清醒 Beagle 犬体温影响背景数据建立

苦苣菜细粉混悬液对清醒 Beagle 犬体温的影响见表 9-20，与溶剂对照组同一采集时间点的数值相比，苦苣菜细粉混悬液低、中、高剂量组对清醒 Beagle 犬的体温均未产生明显影响（$P>0.5$）。

表 9-20　苦苣菜细粉混悬液对清醒 Beagle 犬体温的影响（$\bar{x}\pm s$，$n=6$）

单位：℃

采集时间点	组　别			
	溶剂对照组	低剂量组	中剂量组	高剂量组
给药前 30min	37.87±0.52	37.85±0.40	38.10±0.40	37.81±0.44
给药后 30min	38.04±0.34	38.18±0.17	38.08±0.16	38.02±0.29
给药后 1h	37.73±0.35	37.70±0.15	37.57±0.22	37.55±0.26
给药后 2h	37.43±0.29	37.18±0.31	37.28±0.26	37.42±0.12
给药后 3h	37.59±0.28	37.26±0.45	37.45±0.21	37.21±0.31
给药后 4h	37.54±0.31	37.50±0.23	37.21±0.43	37.45±0.37
给药后 6h	37.42±0.26	37.57±0.24	37.37±0.14	37.33±0.30
给药后 8h	37.80±0.27	37.68±0.26	37.56±0.36	37.60±0.42
给药后 10h	37.62±0.15	37.59±0.33	37.72±0.17	37.67±0.22
给药后 12h	37.64±0.21	37.45±0.13	37.54±0.15	37.39±0.34
给药后 14h	37.74±0.01	37.70±0.15	37.77±0.16	37.61±0.25
给药后 18h	37.60±0.25	37.51±0.10	37.56±0.17	37.52±0.17
给药后 24h	37.54±0.16	37.45±0.31	37.36±0.27	37.50±0.30

第二节
诃子饮片对清醒 Beagle 犬心血管系统影响

诃子为使君子科植物诃子或绒毛诃子的干燥成熟果实。其味苦、酸、涩，性平，归肺、大肠经，具有涩肠止泻、降火利咽、调和药性、解毒及止咳等功效。诃子不仅是中药的常用药，在蒙药、藏药中应用也十分广泛，对蒙药方剂中常用的 200 种蒙药材使用频率进行统计分析，其出现频率高达 41%，在蒙药中甚至有"药中之王"之称。诃子中的化学成分丰富多样，主要包括鞣质类、酚酸类、三萜类、黄酮类、挥发油等成分。现代药理学研究表明，诃子具有抗肿瘤、降血糖、调血脂、抑制胃肠运动、抗炎、抗氧化、抗胃溃疡等作用。由于其作用广泛，近年来对其研究也日益增多，但主要针对其化学成分、药理作用及配伍解毒等方面，在毒理学研究方面较为少见。有研究表明，小鼠灌胃给予诃子水煎液 24h 后血清中天冬氨酸转氨酶含量显著升高，表现出一定的肝脏毒性。因此，建立诃子安全药理学背景数据至关重要。以下为诃子饮片对 Beagle 犬心血管系统影响的背景数据。

1. 组别及给药设定

6只已建立生理信号遥测模型 Beagle 犬采用拉丁方进行实验组别设计，本品诃子临床成人拟用剂量为 3～10g/d，以成人平均体重 70kg 计算，最小用药剂量约为 0.04g/kg。给药组分为 4 组，溶剂对照组（0.5% CMC-Na）、诃子细粉混悬液低、中、高剂量组（0.08g/kg、0.36g/kg、1.6g/kg）。设 4 个给药周期，各给药周期间隔 7 天。给药方式采用与临床拟用相近的灌胃给药，给药容量 10mL/kg。使用灌胃管单次灌胃给药，各给药周期固定上午 9:00～11:00，给药前 12h 禁食，自由饮水。剂量及组别设计详见表 9-21 和表 9-22。

表 9-21　Beagle 犬灌胃给予诃子细粉混悬液心血管系统安全性药理学剂量设计

组别	剂量/（g/kg）	给药体积/（mL/kg）	动物		约相当于人临床拟用剂量倍数
			雄性	雌性	
对照组	0	10	3	3	—
低剂量组	0.08	10	3	3	2
中剂量组	0.36	10	3	3	9
高剂量组	1.6	1100	3	3	40

注：人体重按 70kg 计算，诃子药材人临床拟用量为 3g，即 0.04g/kg。

表 9-22　Beagle 犬灌胃给予诃子细粉混悬液心血管系统安全性药理学组别设计

给药周期	动物流水号					
	1	2	3	4	5	6
D1	NS	H	M	L	NS	H
D2	L	NS	H	M	L	NS
D3	M	L	NS	H	M	L
D4	H	M	L	NS	H	M

注：NS：对照组；L：低剂量组；M：中剂量组；H：高剂量组；D1、D2、D3 和 D4 为给药周期。

2. 数据采集

实验前设定需要采集的相关参数，采用 DSI 植入式生理信号遥测系统采集动物心电、血压及体温指标，心电指标包括心率、PR 间期、QRS 间期、QT 间期、P 波、R 波、ST 段、T 波；血压指标包括收缩压、舒张压、平均压，同时采集体温数据。记录给药前 1～2h 基础数据及给药后 24h 数据。采集间隔为每 10s 系统自动记录一次。统计时选取给药前 30min 的时间点为给药前基础值，给药后 30min、1h、2h、3h、4h、6h、8h、10h、12h、14h、18h、24h，取每个时间点后 5min 平均值作为该时间点数据，剔除因动物躁动等因素引起的大幅度漂移数据。

3. 诃子细粉混悬液对清醒 Beagle 犬心电影响背景数据建立

诃子细粉混悬液对清醒 Beagle 犬心电的影响见表 9-23～表 9-30。与溶剂对照组同一采集时间点的数值相比，诃子细粉混悬液高、中、低剂量组清醒 Beagle 犬的心率、PR 间期、QRS 间期、P 波、T 波、QT 间期、ST 段及 R 波均未出现明显改变。

表 9-23　诃子细粉混悬液对清醒 Beagle 犬心率的影响（$\bar{x} \pm s$，$n = 6$）

单位：次/min

采集时间点	组　别			
	溶剂对照组	低剂量组	中剂量组	高剂量组
给药前 30min	110.15±16.47	98.42±25.06	114.68±16.72	100.68±30.74
给药后 30min	84.04±10.20	89.66±10.71	87.82±2.65	95.10±12.25
给药后 1h	78.27±2.35	85.84±10.77	85.23±7.98	82.27±16.63
给药后 2h	88.30±13.06	75.78±17.70	71.88±8.04	79.59±7.96
给药后 3h	81.92±10.54	66.64±12.02	76.62±6.96	90.53±28.72
给药后 4h	79.66±30.67	102.95±35.31	74.84±4.55	93.55±42.55
给药后 6h	106.27±24.59	101.21±26.34	69.40±4.91	87.51±15.78
给药后 8h	88.68±32.09	84.22±6.78	80.18±0.96	88.72±10.65
给药后 10h	116.54±50.82	72.56±3.82	84.48±18.21	84.73±17.93
给药后 12h	78.18±17.00	69.97±4.79	77.09±3.24	74.21±3.29
给药后 14h	72.78±9.95	77.63±20.01	87.98±25.55	75.98±6.94
给药后 18h	73.64±10.39	82.59±25.46	72.89±3.34	83.91±16.79
给药后 24h	89.65±13.42	91.18±11.27	82.51±2.49	79.08±19.31

表 9-24　诃子细粉混悬液对清醒 Beagle 犬 PR 间期的影响（$\bar{x} \pm s$，$n = 6$）

单位：ms

采集时间点	组　别			
	溶剂对照组	低剂量组	中剂量组	高剂量组
给药前 30min	94.12±7.41	98.25±4.60	95.34±7.99	99.91±2.93
给药后 30min	104.91±8.94	104.67±9.65	101.32±3.85	105.78±7.44
给药后 1h	107.20±9.03	105.04±4.66	102.86±6.04	105.47±8.49
给药后 2h	102.79±9.37	107.76±11.72	102.89±4.97	104.08±9.55
给药后 3h	105.81±12.78	110.25±7.70	98.52±17.92	103.50±13.12
给药后 4h	100.96±2.12	97.88±7.28	108.21±10.28	98.78±3.32
给药后 6h	96.17±2.12	99.78±4.27	105.05±8.78	105.81±3.88

采集时间点	组别			
	溶剂对照组	低剂量组	中剂量组	高剂量组
给药后 8h	103.45±2.58	107.82±9.97	106.30±8.23	106.53±11.08
给药后 10h	99.37±11.35	104.04±8.22	103.61±11.73	99.27±9.45
给药后 12h	99.19±7.77	101.87±9.10	103.88±8.02	105.56±9.42
给药后 14h	98.64±9.90	100.19±11.68	101.66±12.32	106.48±7.80
给药后 18h	100.62±11.84	99.81±14.34	103.60±13.39	102.11±14.53
给药后 24h	102.93±10.07	100.43±6.98	98.83±4.00	106.33±12.39

表 9-25　诃子细粉混悬液对清醒 Beagle 犬 QRS 间期的影响（$\bar{x}\pm s$，$n=6$）

单位：ms

采集时间点	组别			
	溶剂对照组	低剂量组	中剂量组	高剂量组
给药前 30min	34.52±1.52	35.5±2.46	32.73±2.15	34.38±3.18
给药后 30min	37.24±3.74	33.61±5.41	36.34±2.89	39.27±1.94
给药后 1h	34.37±6.91	38.58±3.47	38.88±3.58	40.44±2.00
给药后 2h	39.02±3.78	38.26±0.92	38.09±3.21	39.33±4.56
给药后 3h	37.03±1.33	39.49±1.22	34.75±6.61	36.71±5.14
给药后 4h	36.65±2.88	38.41±5.41	37.87±2.99	36.30±3.03
给药后 6h	35.61±2.05	37.71±3.51	38.91±3.37	37.91±4.21
给药后 8h	34.98±3.08	38.77±2.91	37.74±2.62	37.56±2.22
给药后 10h	34.46±6.08	37.90±4.54	40.69±1.08	33.05±1.89
给药后 12h	38.30±2.71	35.03±3.81	38.33±4.26	40.29±2.93
给药后 14h	39.87±0.58	34.42±6.94	31.27±11.81	39.90±3.29
给药后 18h	37.27±5.60	8.82±2.49	40.62±2.36	36.05±2.74
给药后 24h	37.24±3.42	37.86±3.85	37.52±4.31	30.74±9.17

表 9-26　诃子细粉混悬液对清醒 Beagle 犬 P 波的影响（$\bar{x}\pm s$，$n=6$）

单位：mV

采集时间点	组别			
	溶剂对照组	低剂量组	中剂量组	高剂量组
给药前 30min	0.26±0.11	0.23±0.11	0.25±0.11	0.23±0.08
给药后 30min	0.21±0.13	0.22±.14	0.20±0.11	0.21±0.11
给药后 1h	0.24±0.13	0.22±0.12	0.20±0.11	0.24±0.16

续表

采集时间点	组　别			
	溶剂对照组	低剂量组	中剂量组	高剂量组
给药后 2h	0.19±0.11	0.23±0.14	0.17±0.07	0.22±0.13
给药后 3h	0.20±0.12	0.22±0.14	0.24±0.13	0.19±0.12
给药后 4h	0.22±0.12	0.23±0.14	0.31±0.27	0.21±0.09
给药后 6h	0.21±0.06	0.24±0.10	0.18±0.10	0.27±0.16
给药后 8h	0.22±0.12	0.20±0.12	0.20±0.11	0.25±0.17
给药后 10h	0.24±0.12	0.17±0.09	0.21±0.09	0.23±0.15
给药后 12h	0.17±0.08	0.17±0.10	0.21±0.11	0.20±0.11
给药后 14h	0.21±0.10	0.19±0.09	0.20±0.13	0.28±0.23
给药后 18h	0.17±0.07	0.18±0.09	0.18±0.07	0.18±0.12
给药后 24h	0.21±0.10	0.20±0.11	0.21±0.06	0.20±0.11

表 9-27　诃子细粉混悬液对清醒 Beagle 犬 T 波的影响（$\bar{x}\pm s$，$n=6$）

单位：mV

采集时间点	组　别			
	溶剂对照组	低剂量组	中剂量组	高剂量组
给药前 30min	0.32±0.08	0.38±0.10	0.36±0.03	0.28±0.07
给药后 30min	0.16±0.08	0.23±0.12	0.20±0.02	0.22±0.05
给药后 1h	0.19±0.04	0.21±0.12	0.22±0.05	0.26±0.08
给药后 2h	0.22±0.06	0.24±0.06	0.19±0.08	0.17±0.05
给药后 3h	0.17±0.05	0.15±0.03	0.19±0.02	0.19±0.08
给药后 4h	0.21±0.04	0.23±0.08	0.27±0.22	0.24±0.07
给药后 6h	0.24±0.05	0.24±0.08	0.15±0.04	0.27±0.02
给药后 8h	0.16±0.03	0.25±0.04	0.22±0.05	0.31±0.15
给药后 10h	0.22±0.03	0.18±0.04	0.21±0.01	0.28±0.14
给药后 12h	0.19±0.07	0.18±0.03	0.20±0.06	0.21±0.03
给药后 14h	0.18±0.03	0.27±0.02	0.18±0.06	0.26±0.18
给药后 18h	0.16±0.05	0.22±0.05	0.19±0.07	0.16±0.03
给药后 24h	0.24±0.04	0.24±0.01	0.23±0.09	0.25±0.13

表 9-28 诃子细粉混悬液对清醒 Beagle 犬 QT 间期的影响 ($\bar{x} \pm s$, $n=6$)

单位：ms

采集时间点	组　别			
	溶剂对照组	低剂量组	中剂量组	高剂量组
给药前 30min	204.47±8.09	219.96±15.45	199.11±3.16	225.26±25.48
给药后 30min	233.09±3.51	227.11±10.03	229.08±5.33	230.88±13.75
给药后 1h	243.30±17.23	237.89±8.97	228.07±7.41	237.38±11.71
给药后 2h	238.43±11.08	250.18±24.81	239.46±17.89	238.51±24.83
给药后 3h	244.69±8.79	255.33±9.07	220.23±32.76	240.39±24.93
给药后 4h	229.13±20.91	229.03±35.01	247.61±16.08	229.89±26.51
给药后 6h	218.07±17.66	228.34±16.12	243.72±0.48	238.31±15.21
给药后 8h	230.92±22.16	237.56±11.41	231.04±2.33	221.72±6.38
给药后 10h	223.05±39.79	243.21±16.86	240.75±13.99	227.41±18.48
给药后 12h	236.39±19.92	251.37±6.11	239.96±9.34	244.63±5.01
给药后 14h	237.53±17.03	233.46±22.63	236.34±21.01	240.86±9.34
给药后 18h	240.34±5.29	241.90±18.18	237.17±15.26	229.03±16.32
给药后 24h	224.79±10.43	230.02±9.05	219.9±14.24	238.00±18.79

表 9-29 诃子细粉混悬液对清醒 Beagle 犬 ST 段的影响 ($\bar{x} \pm s$, $n=6$)

单位：mV

采集时间点	组　别			
	溶剂对照组	低剂量组	中剂量组	高剂量组
给药前 30min	176.15±7.28	192.02±15.21	172.06±3.59	196.86±25.42
给药后 30min	203.37±6.83	194.15±7.03	200.51±3.41	202.02±12.42
给药后 1h	223.47±9.11	208.45±7.32	209.36±11.27	207.86±9.73
给药后 2h	209.48±9.41	213.24±11.21	210.56±16.16	208.86±26.72
给药后 3h	216.08±12.61	226.21±7.46	191.78±35.04	210.98±26.72
给药后 4h	200.42±21.68	199.71±31.79	219.18±14.71	201.35±26.73
给药后 6h	187.71±15.42	199.37±13.35	210.11±4.21	209.77±13.11
给药后 8h	202.41±21.31	208.73±8.98	206.66±4.84	192.37±6.26
给药后 10h	198.59±36.86	214.46±17.73	210.00±19.33	199.26±16.37
给药后 12h	207.77±17.53	224.15±5.41	211.56±9.28	214.96±2.48
给药后 14h	208.75±19.51	204.85±20.44	209.27±19.97	211.94±7.61
给药后 18h	211.78±4.05	212.83±19.64	207.52±15.64	200.96±18.75
给药后 24h	196.40±10.02	201.30±8.43	191.18±11.59	209.93±18.61

表 9-30　诃子细粉混悬液对清醒 Beagle 犬 R 波的影响（$\bar{x}\pm s$，$n=6$）

单位：ms

采集时间点	组　别			
	溶剂对照组	低剂量组	中剂量组	高剂量组
给药前 30min	2.67±1.45	2.65±1.37	2.41±1.31	2.54±1.38
给药后 30min	2.56±1.23	2.37±1.02	2.57±0.99	3.01±1.10
给药后 1h	2.14±0.30	2.61±1.16	2.25±1.60	2.74±1.18
给药后 2h	2.39±1.17	2.80±0.93	2.47±1.26	2.00±0.42
给药后 3h	2.30±1.28	2.58±1.49	2.24±0.92	2.50±0.75
给药后 4h	2.79±1.26	2.61±1.55	2.69±1.12	2.35±1.24
给药后 6h	2.24±1.05	2.58±1.39	1.82±0.57	2.55±1.35
给药后 8h	2.56±1.52	2.69±1.35	2.72±0.77	2.49±0.85
给药后 10h	2.25±0.95	2.81±1.24	2.63±1.17	2.05±1.15
给药后 12h	2.57±1.26	2.76±1.40	2.86±1.35	3.12±1.06
给药后 14h	2.38±1.09	1.91±0.87	2.28±0.93	2.57±1.83
给药后 18h	2.87±0.66	3.03±0.78	3.02±0.73	2.47±1.33
给药后 24h	2.56±1.31	2.61±1.39	2.42±1.29	2.01±0.53

4. 灌胃给予诃子混悬液对清醒 Beagle 犬血压影响背景数据

诃子细粉混悬液对清醒 Beagle 犬血压的影响见表 9-31～表 9-33，与溶剂对照组同一采集时间点的数值相比，诃子细粉混悬液低、中、高剂量组对清醒 Beagle 犬的收缩压、舒张压及平均压均未产生明显影响。

表 9-31　诃子细粉混悬液对清醒 Beagle 犬收缩压的影响（$\bar{x}\pm s$，$n=6$）

单位：mmHg

采集时间点	组　别			
	溶剂对照组	低剂量组	中剂量组	高剂量组
给药前 30min	124.93±9.21	118.06±9.33	127.40±10.30	117.25±2.58
给药后 30min	104.35±9.72	107.81±5.48	108.11±13.45	107.27±11.31
给药后 1h	106.53±9.32	106.31±3.21	106.46±9.11	112.73±2.42
给药后 2h	116.96±6.56	109.87±12.56	110.27±9.29	112.19±19.25
给药后 3h	118.42±11.91	107.66±11.79	120.13±16.22	115.08±18.35
给药后 4h	117.19±7.31	119.71±12.21	102.49±8.12	112.83±11.45
给药后 6h	124.65±16.71	117.88±6.22	105.59±12.82	119.36±14.67
给药后 8h	112.03±9.93	124.72±5.85	119.94±11.41	117.07±11.14

续表

采集时间点	组 别			
	溶剂对照组	低剂量组	中剂量组	高剂量组
给药后 10h	122.94±26.92	114.79±10.43	124.10±8.25	117.40±19.21
给药后 12h	116.13±13.23	109.73±8.57	118.25±21.16	111.98±7.14
给药后 14h	113.21±18.62	122.58±17.26	115.21±17.21	113.51±10.12
给药后 18h	127.37±14.76	119.42±8.90	119.76±7.01	112.54±7.03
给药后 24h	116.96±17.21	128.06±13.08	130.51±17.79	120.01±11.54

表 9-32 诃子细粉混悬液对清醒 Beagle 犬舒张压的影响 ($\bar{x}\pm s$, $n=6$)

单位：mmHg

采集时间点	组 别			
	溶剂对照组	低剂量组	中剂量组	高剂量组
给药前 30min	87.26±5.41	82.95±5.65	89.69±4.92	81.55±3.29
给药后 30min	74.67±5.02	75.52±5.92	76.72±9.25	78.29±4.21
给药后 1h	76.16±12.21	76.19±5.25	74.64±5.85	82.76±4.34
给药后 2h	83.68±8.33	83.57±13.35	80.70±8.28	77.03±20.09
给药后 3h	84.54±9.05	80.20±9.08	88.62±14.92	80.33±15.37
给药后 4h	88.08±1.00	88.65±6.78	80.48±4.20	81.21±5.57
给药后 6h	89.65±10.43	85.24±4.61	77.30±3.82	85.64±8.76
给药后 8h	80.52±6.38	92.51±2.72	88.48±5.85	84.51±9.00
给药后 10h	88.82±19.17	82.44±10.95	86.74±10.64	84.86±18.24
给药后 12h	84.38±11.48	77.83±8.09	87.22±12.41	80.48±8.51
给药后 14h	80.24±16.00	91.78±4.71	83.47±13.85	83.54±8.31
给药后 18h	91.79±2.37	85.50±4.44	88.51±7.69	80.22±10.04
给药后 24h	101.84±6.21	96.17±6.53	104.53±6.94	95.05±1.65

表 9-33 诃子细粉混悬液对清醒 Beagle 犬平均压的影响 ($\bar{x}\pm s$, $n=6$)

采集时间点	组 别			
	溶剂对照组	低剂量组	中剂量组	高剂量组
给药前 30min	101.84±6.21	96.17±6.53	104.53±6.94	95.05±1.65
给药后 30min	85.52±4.12	86.91±5.69	87.86±10.79	88.94±6.63
给药后 1h	87.10±10.13	86.63±3.82	86.04±6.68	93.22±2.24
给药后 2h	95.28±7.61	93.63±12.68	91.36±7.44	88.99±19.85
给药后 3h	96.72±9.71	90.13±8.58	100.22±15.62	92.39±16.81

采集时间点	组　别			
	溶剂对照组	低剂量组	中剂量组	高剂量组
给药后 4h	98.51±2.68	100.13±8.09	90.57±4.98	90.47±5.41
给药后 6h	103.07±11.99	97.42±4.24	91.63±1.11	97.99±10.33
给药后 8h	91.68±6.58	104.37±3.37	100.02±6.54	96.09±10.01
给药后 10h	101.87±21.59	93.37±9.79	99.99±9.94	96.29±18.74
给药后 12h	95.76±11.68	88.95±6.99	98.61±15.26	91.58±6.71
给药后 14h	99.29±4.54	103.03±9.25	94.94±15.34	93.82±8.59
给药后 18h	104.28±6.84	97.38±6.07	99.45±7.03	91.53±8.54
给药后 24h	95.49±11.60	104.42±7.99	104.45±13.19	99.46±9.37

5. 诃子细粉混悬液对清醒 Beagle 犬体温影响的背景数据

诃子细粉混悬液对清醒 Beagle 犬体温的影响见表 9-34，与溶剂对照组同一采集时间点的数值相比，诃子细粉混悬液低剂量组在给药后 14h 采集点体温出现具有统计学意义的降低（$P<0.05$），但与给药前相比差异无统计学意义，随后采集点恢复正常；诃子细粉混悬液中、高剂量组与溶剂对照组相比，体温均未出现明显改变。

表 9-34　诃子细粉混悬液对清醒 Beagle 犬体温的影响（$\bar{x}±s$，$n=6$）

单位：℃

采集时间点	组　别			
	溶剂对照组	低剂量组	中剂量组	高剂量组
给药前 30min	37.71±0.64	37.85±0.43	38.22±0.39	37.77±0.43
给药后 30min	38.05±0.44	38.26±0.13	38.05±0.23	37.94±0.33
给药后 1h	37.63±0.33	37.75±0.17	37.48±0.26	37.61±0.27
给药后 2h	37.49±0.30	37.16±0.39	37.33±0.33	37.49±0.11
给药后 3h	37.53±0.37	37.12±0.54	37.54±0.22	37.07±0.35
给药后 4h	37.46±.41	37.45±.21	37.09±.57	37.35±0.15
给药后 6h	37.26±0.19	37.45±0.17	37.28±0.11	37.35±0.38
给药后 8h	37.75±0.20	37.62±0.35	37.39±0.41	37.44±0.35
给药后 10h	37.65±0.18	37.75±0.33	37.64±0.03	37.58±0.23
给药后 12h	37.64±0.19	37.45±0.19	37.54±0.21	37.26±0.31
给药后 14h	37.76±0.01	37.31±0.38*	37.88±0.08	37.67±0.23
给药后 18h	37.60±0.35	37.55±0.12	37.53±0.24	37.61±0.14
给药后 24h	37.50±0.20	37.41±0.41	37.28±0.28	37.61±0.19

注：与溶剂对照组比较，* $P<0.05$。

第三节
山楂饮片对清醒 Beagle 犬心血管系统影响

山楂为蔷薇科植物山里红或山楂的干燥成熟果实，秋季果实成熟时采收，切片，干燥。山楂又名红果、棠棣、绿梨、北山楂，气味清香，味酸、微甜，具有消食健胃、行气散瘀的功效。常用于肉食积滞、胃脘胀满、泻痢腹痛、瘀血经闭、产后瘀阻、心腹刺痛、疝气疼痛、恶露不尽、高脂血症等治疗。现代药理学研究表明，山楂中含有 150 多种有效成分，主要包括主黄酮类、维生素类、有机酸类、三萜类和甾体类等。大量研究表明，山楂具有调血脂、强心、降血糖、软化血管等作用。卫生部将山楂批准为食药两用植物，其具有资源丰富、分布广泛、价廉易得等特点，值得推广应用。因此，建立山楂安全药理学背景数据至关重要。以下为山楂饮片对 Beagle 犬心血管系统影响的背景数据。

1. 组别及给药设定

6 只实验动物采用拉丁方进行实验设计分组。本品山楂临床成人拟用剂量为 9～12g/d，以成人平均体重 70kg 计算，最小用药剂量约为 0.12g/kg。根据国家食品药品监督管理局颁布的"药物安全药理学研究技术指导原则"以及本中心的预试验结果和山楂的最大溶解度，给药剂量设计具体如下：实验分为 4 组，分别为溶剂对照组（0.5% CMC-Na 溶液）、山楂细粉低、中、高剂量组（0.24g/kg、0.72g/kg、2.16g/kg）。实验设 4 个给药周期，相邻给药周期间隔为 7 天。给药方式选择与临床拟用给药途径相近的灌胃给药，给药体积为 10mL/kg；每个给药周期内固定上午 10：30～11：30 给药。给药剂量与分组设计详见表 9-35 和表 9-36。

表 9-35　Beagle 犬灌胃给予山楂细粉混悬液的剂量设计

组别	给药剂量/ （g/kg）	给药体积/ （mL/kg）	给药浓度/ （mg/mL）	相当于人临床 拟用剂量的倍数
溶剂对照组	0	10	0	—
低剂量组	0.24	10	24	2
中剂量组	0.72	10	72	6
高剂量组	2.16	10	216	18

表 9-36 Beagle 犬灌胃给予山楂细粉混悬液的分组设计（拉丁方设计）

给药周期	动物流水号					
	1	2	3	4	5	6
D1	N	M	L	H	N	M
D2	M	L	H	N	M	L
D3	L	H	N	M	L	H
D4	H	N	M	L	H	N

注：N：溶剂对照组；L：低剂量组；M：中剂量组；H：高剂量组；D1、D2、D3 和 D4 为给药周期。

2. 数据采集

利用 DSI（Data Sciences International）公司 Ponemah 软件操作平台采集动物心电、血压、体温等指标。心电指标包括心率、PR 间期、QRS 间期、QT 间期、P 波、R 波、ST 段（取绝对值进行统计）、T 波，血压指标包括收缩压、舒张压、平均压。采集给药前 2h 及给药后 24h 内数据。采集间隔为每 10s 系统自动记录一次。统计时选取给药前 30min 的时间点为给药前基础值，给药后 30min、1h、2h、3h、4h、6h、8h、10h、12h、14h、18h、24h。剔除因动物躁动等因素导致的数据丢失和大幅度偏移的数据，取每个时间点后 5min 数据的平均值作为该时间点数据。

3. 山楂细粉混悬液对清醒 Beagle 犬心电影响背景数据建立

山楂细粉混悬液对清醒 Beagle 犬心电的影响见表 9-37～表 9-44。给药前各剂量组所有心电指标均无明显差异。与溶剂对照组动物在同一检测时间点的数值相比，山楂细粉低、中剂量组动物所有心电指标在所有检测时间点均未见明显改变。山楂细粉混悬液高剂量组动物在给药后心电指标出现如下变化。

心率：在给予高剂量组山楂细粉混悬液 6h、8h 后，动物心率出现降低，且差异具有统计学意义（$P < 0.05$），且给药后 6h 的 F 值为 7.47，P 值为 0.005，给药后 8h 的 F 值为 7.13，P 值为 0.002。其中以给药后 8h 的降低幅度最为明显，与同期溶剂对照组动物心率相比，山楂细粉混悬液高剂量动物心率降低了 24.55%。给药后 10h，山楂细粉混悬液高剂量组动物心率恢复正常。

QT 间期：与溶剂对照组动物在同一检测时间点的 QT 值相比，山楂细粉混悬液高剂量组动物在给药后 6h，QT 间期出现延长，且差异具有统计学意义（$P < 0.05$），且给药后 6h 的 F 值为 12.57，P 值为 0.001。给药后 8h，山楂细粉混悬液高剂量组动物 QT 间期恢复正常。

除上述心电指标及时间点外，实验未见其他心电指标的改变。

表 9-37　山楂细粉混悬液对清醒 Beagle 犬心率的影响（$\bar{x} \pm s$，$n=6$）

单位：次/min

采集时间点	组　别			
	溶剂对照组	低剂量组	中剂量组	高剂量组
给药前 30min	112.68±9.64	103.72±12.63	105.89±15.79	89.41±9.48
给药后 30min	105.82±16.45	96.51±15.32	99.71±15.31	92.28±9.83
给药后 1h	86.43±10.45	90.66±12.40	94.26±13.54	89.66±4.59
给药后 2h	99.77±27.88	81.50±6.59	86.29±9.74	90.53±22.33
给药后 3h	87.83±4.88	88.21±9.32	84.98±12.58	103.93±12.99
给药后 4h	90.81±17.03	82.01±4.95	77.98±3.83	78.04±10.4
给药后 6h	111.87±12.73	92.56±9.55	91.28±17.08	88.29±4.92*
给药后 8h	113.61±6.31	102.24±9.17	97.13±12.11	89.57±3.91*
给药后 10h	107.48±14.71	86.54±12.08	79.36±6.82	99.22±6.46
给药后 12h	93.48±15.10	83.83±11.75	81.27±12.50	93.58±6.89
给药后 14h	87.99±13.19	76.24±3.66	85.94±12.70	85.03±8.63
给药后 18h	100.31±8.33	95.72±4.04	86.18±12.97	92.34±27.85
给药后 24h	88.60±13.44	94.37±14.93	80.16±18.13	80.46±18.57

注：与溶剂对照组比较，* $P<0.05$。

表 9-38　山楂细粉混悬液对清醒 Beagle 犬 P 波的影响（$\bar{x} \pm s$，$n=6$）

单位：mV

采集时间点	组　别			
	溶剂对照组	低剂量组	中剂量组	高剂量组
给药前 30min	0.24±0.10	0.25±0.13	0.22±0.06	0.23±0.11
给药后 30min	0.27±0.15	0.21±0.13	0.22±0.12	0.20±0.11
给药后 1h	0.22±0.10	0.24±0.15	0.21±0.08	0.20±0.10
给药后 2h	0.27±0.10	0.23±0.11	0.23±0.12	0.32±0.26
给药后 3h	0.24±0.13	0.23±0.15	0.21±0.12	0.24±0.10
给药后 4h	0.24±0.12	0.19±0.11	0.23±0.16	0.24±0.15
给药后 6h	0.24±0.10	0.20±0.12	0.18±0.10	0.26±0.16
给药后 8h	0.31±0.14	0.22±0.14	0.22±0.14	0.23±0.10
给药后 10h	0.26±0.16	0.22±0.13	0.22±0.15	0.18±0.10
给药后 12h	0.22±0.14	0.19±0.11	0.20±0.09	0.21±0.13
给药后 14h	0.26±0.12	0.21±0.13	0.22±0.11	0.21±0.13
给药后 18h	0.25±0.14	0.26±0.15	0.19±0.09	0.21±0.12
给药后 24h	0.25±0.08	0.22±0.12	0.18±0.10	0.21±0.09

表 9-39 山楂细粉混悬液对清醒 Beagle 犬 PR 间期的影响（$\bar{x}\pm s$，$n=6$）

单位：ms

采集时间点	组别			
	溶剂对照组	低剂量组	中剂量组	高剂量组
给药前 30min	96.03±5.80	96.03±8.76	96.50±1.93	93.37±15.04
给药后 30min	100.51±4.78	102.39±7.59	103.06±8.54	102.06±5.04
给药后 1h	104.87±9.20	101.09±6.19	100.62±5.20	102.39±9.22
给药后 2h	99.79±8.51	104.70±10.34	97.14±4.35	101.08±8.40
给药后 3h	109.02±8.43	101.43±8.75	101.22±11.01	97.48±3.02
给药后 4h	105.52±11.88	105.61±9.77	103.76±12.53	106.16±9.94
给药后 6h	98.5±4.93	96.03±8.76	96.18±6.77	106.26±11.18
给药后 8h	95.89±7.66	97.81±11.63	99.69±10.49	95.00±4.15
给药后 10h	95.70±15.37	97.19±11.43	97.47±11.60	95.27±4.34
给药后 12h	93.93±6.56	95.08±8.23	96.06±10.72	101.79±6.66
给药后 14h	100.83±9.09	97.51±7.32	99.27±10.30	99.42±4.75
给药后 18h	97.35±10.81	94.72±4.91	98.34±8.98	96.69±14.02
给药后 24h	102.03±8.71	101.86±6.05	100.19±14.73	100.33±6.54

表 9-40 山楂细粉混悬液对清醒 Beagle 犬 QRS 间期的影响（$\bar{x}\pm s$，$n=6$）

单位：ms

采集时间点	组别			
	溶剂对照组	低剂量组	中剂量组	高剂量组
给药前 30min	32.96±7.66	36.42±2.70	23.18±20.00	32.32±4.16
给药后 30min	33.78±7.70	37.07±3.76	23.87±20.52	38.57±1.37
给药后 1h	34.31±4.13	39.21±3.25	25.14±21.72	39.19±1.31
给药后 2h	38.30±5.44	38.17±3.04	26.00±22.29	39.67±3.26
给药后 3h	37.95±4.56	39.96±1.41	25.62±22.00	37.04±4.13
给药后 4h	38.52±2.62	38.60±5.63	26.84±22.91	39.47±2.66
给药后 6h	34.40±8.27	39.37±3.34	25.58±22.02	39.13±2.80
给药后 8h	34.65±3.47	38.92±2.13	25.92±22.46	35.76±3.49
给药后 10h	38.81±5.48	33.68±8.71	24.87±21.43	39.43±3.79
给药后 12h	35.56±7.45	39.38±3.17	25.10±21.65	39.06±2.76
给药后 14h	37.94±1.58	39.73±3.20	25.96±22.38	38.94±3.65
给药后 18h	43.5±11.41	36.12±2.38	25.07±21.39	38.90±2.72
给药后 24h	35.75±14.22	39.02±3.36	24.20±20.85	38.34±3.97

表 9-41　山楂细粉混悬液对清醒 Beagle 犬 QT 间期的影响（$\bar{x} \pm s$，$n = 6$）

单位：ms

采集时间点	组　　别			
	溶剂对照组	低剂量组	中剂量组	高剂量组
给药前 30min	213.64±6.97	217.84±5.65	220.67±19.17	230.78±17.36
给药后 30min	216.25±13.38	219.57±11.76	222.22±14.43	233.23±15.32
给药后 1h	230.97±9.11	232.87±12.56	233.78±13.51	234.05±3.84
给药后 2h	225.68±16.49	230.29±11.15	242.98±12.85	244.74±14.97
给药后 3h	222.38±1064	234.31±18.85	235.47±12.23	242.97±14.86
给药后 4h	234.43±18.85	238.22±15.60	241.03±20.71	248.88±8.42
给药后 6h	212.51±9.77	219.93±6.10	226.01±10.62	237.40±6.91*
给药后 8h	205.43±11.70	208.95±16.71	225.70±18.10	228.62±10.88
给药后 10h	210.54±17.08	225.50±8.50	227.44±16.36	230.04±7.43
给药后 12h	226.89±13.39	225.33±13.92	236.79±12.82	235.54±6.32
给药后 14h	229.93±10.49	230.91±20.69	242.39±1.68	244.77±6.60
给药后 18h	221.18±9.45	228.62±12.35	227.51±13.45	229.93±15.33
给药后 24h	229.75±9.87	237.76±15.76	239.32±9.49	241.64±15.72

注：与溶剂对照组比较，* $P < 0.05$。

表 9-42　山楂细粉混悬液对清醒 Beagle 犬 R 波的影响（$\bar{x} \pm s$，$n = 6$）

单位：mV

采集时间点	组　　别			
	溶剂对照组	低剂量组	中剂量组	高剂量组
给药前 30min	2.68±1.04	2.061±0.84	2.57±1.55	2.80±1.46
给药后 30min	2.96±1.46	2.75±1.15	2.38±1.11	2.13±0.95
给药后 1h	2.74±0.94	2.62±1.66	2.56±1.43	3.03±1.48
给药后 2h	2.69±1.22	2.87±0.55	2.60±1.10	2.86±1.14
给药后 3h	2.35±1.36	2.46±1.21	2.40±1.56	2.52±1.40
给药后 4h	2.68±1.29	2.60±1.52	2.64±0.91	3.01±1.34
给药后 6h	2.60±1.02	3.11±1.45	2.29±1.43	2.86±1.23
给药后 8h	2.43±1.07	2.67±1.43	2.51±1.09	2.55±1.48
给药后 10h	2.37±1.28	1.90±0.23	2.34±1.53	2.64±1.18
给药后 12h	2.26±0.99	2.74±1.04	2.95±1.05	2.15±1.45
给药后 14h	2.65±0.89	2.46±1.28	2.81±0.68	2.55±1.19
给药后 18h	2.41±1.08	2.53±1.68	2.53±1.15	2.73±0.57
给药后 24h	2.15±1.21	2.49±1.29	2.66±1.09	2.95±0.96

表 9-43　山楂细粉混悬液对清醒 Beagle 犬 ST 段的影响（$\bar{x} \pm s$，$n=6$）

单位：mV

采集时间点	组　别			
	溶剂对照组	低剂量组	中剂量组	高剂量组
给药前 30min	184.57±6.87	189.70±4.20	191.68±38.34	200.91±17.22
给药后 30min	187.08±23.17	190.60±11.70	194.43±13.66	204.07±16.01
给药后 1h	201.86±9.10	203.80±20.48	204.13±12.84	204.86±5.88
给药后 2h	195.71±22.78	200.74±8.17	212.73±20.19	214.82±24.45
给药后 3h	197.12±23.21	204.52±20.10	206.61±19.75	213.19±10.81
给药后 4h	205.02±16.84	208.99±12.53	215.66±16.48	219.38±9.73
给药后 6h	183.27±5.57	190.17±3.53	198.10±6.46	200..01±9.43
给药后 8h	177.18±11.93	181.26±13.94	197.46±16.90	200.62±22.39
给药后 10h	182.80±19.61	199.71±25.37	195.92±5.69	201.27±5.33
给药后 12h	197.33±20.86	196.27±11.11	207.71±9.47	206.24±6.09
给药后 14h	200.21±13.18	201.69±20.05	215.52±9.48	213.86±4.59
给药后 18h	190.87±10.66	203.51±17.43	198.82±15.18	201.22±17.62
给药后 24h	208.30±24.75	210.59±7.11	222.98±11.01	200.90±18.63

表 9-44　山楂细粉混悬液对清醒 Beagle 犬 T 波的影响（$\bar{x} \pm s$，$n=6$）

单位：mV

采集时间点	组　别			
	溶剂对照组	低剂量组	中剂量组	高剂量组
给药前 30min	0.22±0.03	0.27±0.03	0.30±0.08	0.32±0.09
给药后 30min	0.18±0.05	0.21±0.06	0.25±0.10	0.27±0.18
给药后 1h	0.16±0.07	0.23±0.06	0.24±0.06	0.17±0.06
给药后 2h	0.24±0.09	0.15±0.04	0.20±0.05	0.18±0.04
给药后 3h	0.18±0.09	0.15±0.04	0.23±0.05	0.24±0.10
给药后 4h	0.16±0.05	0.15±0.04	0.25±0.12	0.23±0.09
给药后 6h	0.31±0.24	0.21±0.12	0.16±0.01	0.31±0.10
给药后 8h	0.38±0.19	0.16±0.05	0.18±0.11	0.39±0.08
给药后 10h	0.18±0.09	0.15±0.00	0.20±0.10	0.15±0.05
给药后 12h	0.18±0.09	0.19±0.09	0.28±0.10	0.17±0.09
给药后 14h	0.30±0.08	0.19±0.06	0.26±0.06	0.21±0.11
给药后 18h	0.15±0.06	0.18±0.12	0.20±0.05	0.22±0.06
给药后 24h	0.24±0.09	0.27±0.11	0.20±0.10	0.23±0.08

4. 山楂细粉混悬液对清醒 Beagle 犬血压的影响

山楂细粉混悬液对清醒 Beagle 犬血压的影响见表 9-45～表 9-47。与溶剂对照组动物在同一检测时间点的数值相比，各实验组动物收缩压、舒张压和平均压在所有检测时间点均未见明显改变。

表 9-45　山楂细粉混悬液对清醒 Beagle 犬收缩压的影响 $(x\pm s，n=6)$

单位：mmHg

采集时间点	组　别			
	溶剂对照组	低剂量组	中剂量组	高剂量组
给药前 30min	117.04±13.35	125.48±12.28	132.45±16.36	118.11±4.84
给药后 30min	108.65±8.24	115.67±9.60	115.18±13.66	92.28±9.83
给药后 1h	119.98±5.21	115.28±5.82	115.64±15.55	120.26±14.02
给药后 2h	126.95±18.077	119.63±7.81	127.78±4.12	119.68±8.98
给药后 3h	121.43±11.88	123.38±12.19	128.78±10.56	120.99±14.81
给药后 4h	123.35±13.44	124.01±7.49	121.23±3.78	115.67±1.88
给药后 6h	126.47±4.79	122.25±10.38	132.27±5.67	113.01±8.43
给药后 8h	134.10±13.17	120.43±15.88	117.65±9.41	132.39±12.08
给药后 10h	131.12±11.01	121.40±12.94	123.41±13.61	117.69±4.17
给药后 12h	121.03±6.51	127.53±7.06	129.709±16.57	122.67±5.90
给药后 14h	127.885±8.47	124.37±13.32	125.39±9.59	115.85±5.47
给药后 18h	124.23±5.74	98.01±13.93	102.73±2.04	96.45±5.33
给药后 24h	127.77±5.65	126.39±23.62	125.69±7.03	123.21±10.43

表 9-46　山楂细粉混悬液对清醒 Beagle 犬舒张压的影响 $(\overline{x}\pm s，n=6)$

单位：mmHg

采集时间点	组　别			
	溶剂对照组	低剂量组	中剂量组	高剂量组
给药前 30min	86.82±13.16	88.59±6.44	92.83±7.27	84.93±4.81
给药后 30min	78.77±9.56	82.10±8.89	84.49±6.20	75.68±8.00
给药后 1h	83.15±9.23	81.989±5.95	79.62±7.34	83.95±16.53
给药后 2h	88.88±12.74	87.63±3.97	79.70±5.17	83.46±8.49
给药后 3h	85.29±8.06	86.91±12.45	92.08±3.36	87.02±9.05
给药后 4h	87.33±10.94	90.36±3.66	89.33±11.30	84.14±4.19

采集时间点	组　别			
	溶剂对照组	低剂量组	中剂量组	高剂量组
给药后 6h	89.78±5.52	88.66±17.03	92.66±10.86	80.46±10.87
给药后 8h	95.05±10.80	87.26±176.18	85.87±7.10	92.27±8.71
给药后 10h	91.915±9.97	85.25±13.76	85.63±9.58	82.69±8.82
给药后 12h	82.84±11.24	90.23±10.20	93.15±2.87	87.49±1.05
给药后 14h	94.28±4.13	99.17±7.40	95.38±11.32	93.39±14.59
给药后 18h	87.82±10.24	91.48±9.66	88.71±7.12	92.39±7.01
给药后 24h	91.69±5.45	85.10±9.50	90.73±5.57	89.13±8.94

表 9-47　山楂细粉混悬液对清醒 Beagle 犬平均压的影响（$\bar{x}\pm s$，$n=6$）

单位：mmHg

采集时间点	组　别			
	溶剂对照组	低剂量组	中剂量组	高剂量组
给药前 30min	95.73±11.24	102.68±7.91	107.59±11.95	97.43±3.61
给药后 30min	89.44±9.13	94.40±8.95	96.03±6.88	87.56±8.77
给药后 1h	96.47±7.16	93.95±4.06	92.52±10.63	96.81±16.02
给药后 2h	102.76±14.65	98.75±2.60	104.40±2.68	96.09±7.53
给药后 3h	97.88±8.13	99.74±12.49	105.60±4.05	99.47±11.33
给药后 4h	100.44±11.76	102.42±3.01	100.38±57.60	95.26±3.57
给药后 6h	103.75±4.62	100.19±14.67	106.88±8.89	92.27±10.43
给药后 8h	110.09±11.62	99.27±15.42	96.94±7.58	107.72±10.11
给药后 10h	106.34±10.79	97.93±13.36	98.89±10.81	95.23±7.29
给药后 12h	96.51±9.54	103.16±8.10	106.16±7.63	100.06±1.66
给药后 14h	104.11±3.95	112.09±9.58	107.62±12.05	105.91±14.03
给药后 18h	100.69±10.26	104.23±8.27	102.09±7.07	105.18±7.67
给药后 24h	104.92±3.24	97.70±8.88	103.74±4.08	101.46±9.25

5. 山楂对清醒 Beagle 犬体温的影响

山楂细粉混悬液对清醒 Beagle 犬体温的影响见表 9-48。给药前所有动物体温均在正常体温范围内（37.1～38.2℃）波动，给药后，与溶剂对照组动物在同一检测时间点的数值相比，不同实验组之间未见明显差异。

表 9-48　山楂细粉混悬液对清醒 Beagle 犬体温的影响 ($\bar{x}\pm s$, $n=6$)

单位：℃

采集时间点	组　　别			
	溶剂对照组	低剂量组	中剂量组	高剂量组
给药前 30min	38.16±0.35	37.66±0.50	37.67±0.55	37.65±0.57
给药后 30min	38.14±0.52	38.05±0.15	38.01±0.20	38.02±0.27
给药后 1h	37.90±0.51	37.50±0.27	37.50±0.36	37.47±0.24
给药后 2h	37.41±0.46	37.38±0.45	37.26±0.17	37.29±0.07
给药后 3h	37.87±0.36	37.38±0.25	37.15±0.27	37.47±0.13
给药后 4h	37.88±0.73	37.46±0.31	37.10±0.49	37.42±0.56
给药后 6h	37.46±0.35	37.62±0.28	37.31±0.30	37.31±0.19
给药后 8h	37.68±0.45	37.39±0.64	37.89±0.14	37.61±0.56
给药后 10h	37.64±0.26	37.60±0.44	37.76±0.23	37.87±0.71
给药后 12h	37.64±0.26	37.59±0.44	37.76±0.23	37.38±0.13
给药后 14h	37.72±0.72	37.58±0.07	37.71±0.18	37.65±0.33
给药后 18h	37.81±0.34	37.28±0.32	37.39±0.33	37.23±0.26
给药后 24h	37.65±0.31	37.50±0.14	37.51±0.19	37.46±0.38

第四节
荆芥饮片安全药理学研究

荆芥为唇形科植物荆芥干燥的地上部分，也可称呼为假苏、线芥和香荆芥，自东汉以来就广泛分布于亚洲，欧洲和北美。它作为保健食品和药品数已有数千年的历史。荆芥含有挥发油（胡薄荷酮、棕榈酸、亚麻酸等）、萜类（熊果酸、异海松醇、异海松酸等）和黄酮类（如山奈酚、槲皮素、木犀草素、芹菜素等）等成分，具有抗炎镇痛、抗病毒、抗肿瘤、消炎抗菌、止血及免疫调节作用。因其作用广泛，自古以来，中国人就在传统中国食品中添加了荆芥叶，以达到增强身体免疫力的作用。在临床上，荆芥除单独用药外，还常与其他中药配伍使用。与防风配伍，可用于治疗荨麻疹；与薄荷、僵蚕、大黄等药物配伍，具有清利咽喉、祛风通络、疏风清热、泻下通便等功能。目前对荆芥的毒性研究主要集中于对荆芥急性毒性、长期毒性和遗传毒性的研究，尚未有研究来综合评价荆芥对于心血管系统和中枢神经系统的毒性。因此，建立荆芥安全药理学背景数据至关重要。

一、荆芥饮片对大、小鼠中枢神经系统影响

1. 荆芥对小鼠自主活动背景数据的建立

选合格小鼠 40 只，设荆芥低、中、高剂量组（0.64g/kg、1.92g/kg、5.76g/kg）及溶剂对照组（0.5% CMC-Na），每组 10 只，雌雄各半，各组以 10mL/kg 单次灌胃给药，将各组 ICR 小鼠放入记录仪的活动箱中，记录给药前 30min，给药后 1h、2h、3h、4h、6h、8h，时间点 10min 内活动情况。给药与组别设计如表 9-49 所示。

表 9-49　给药与组别设计

组别	剂量/(g/kg)	给药体积/(mL/kg)	动物数量	
			雄性	雌性
溶剂对照组	0	10	3	3
低剂量组	0.64	10	3	3
中剂量组	1.92	100	3	3
高剂量组	5.76	100	3	3

荆芥细粉混悬液对小鼠自主活动的影响见表 9-50，与对照组同一数据时间点的数值对比后发现，荆芥药物低、中、高剂量组的小鼠活动次数无异常变化，差异无统计学意义（$P > 0.05$）。在全部实验周期内，对照组和荆芥药物低、中、高剂量组的活动次数均呈现共同的下降趋势。

表 9-50　荆芥细粉混悬液对小鼠自主活动能力的影响（$\bar{x} \pm s$，$n = 10$）

单位：次

采集时间点	检测指标	组别			
		溶剂对照组	低剂量组	中剂量组	高剂量组
给药前 0.5h	活动次数	94.40±12.28	103.00±13.06	103.90±15.60	97.60±14.94
给药后 1h	活动次数	62.40±19.04	64.60±19.60	60.60±15.62	65.00±13.00
给药后 2h	活动次数	58.40±16.11	58.10±19.36	61.70±16.57	64.30±12.82
给药后 3h	活动次数	53.80±11.12	57.10±22.35	57.90±18.89	58.20±13.55
给药后 4h	活动次数	46.60±22.37	42.90±25.54	49.50±11.43	47.40±17.19
给药后 6h	活动次数	45.60±19.87	44.70±18.92	49.80±11.61	49.20±12.66
给药后 8h	活动次数	35.50±19.87	38.60±13.74	44.70±18.65	37.60±17.62

2. 小鼠戊巴比妥钠阈下协同催眠实验

选合格小鼠 40 只，设荆芥低、中、高剂量组（0.64g/kg、1.92g/kg、5.76g/kg）及溶剂对照组（0.5% CMC-Na），每组 10 只，雌雄各半，各组以 10mL/kg 灌胃给药，灌胃后 6h 根据体重（35mg/kg）腹腔注射戊巴比妥钠，注射体积均为 10mL/kg，注射后即刻开始观察记录 30min 内各剂量水平发生睡眠的小鼠数（翻正反射消失 1min 以上表明发生睡眠）、入睡潜伏期及睡眠时间。给药与组别设计如表 9-51 所示。

表 9-51　给药与组别设计

组别	剂量/(g/kg)	给药体积/(mL/kg)	动物数量	
			雄性	雌性
溶剂对照组	0	10	5	5
低剂量组	64	10	5	5
中剂量组	1.92	10	5	5
高剂量组	5.76	10	5	5

荆芥细粉混悬液对小鼠戊巴比妥钠阈下催眠的影响见表 9-52，对照组、荆芥药物低、中、高剂量组的小鼠睡眠潜伏期均在 10min 内，与此同时，睡眠时间均大于 20min，经过与对照组相比后发现，荆芥药物低、中、高剂量组的小鼠睡眠潜伏期及睡眠时间均未受到灌胃荆芥的影响，且差异无统计学意义（$P>0.05$）。

表 9-52　荆芥细粉混悬液对小鼠戊巴比妥钠阈下催眠的影响（$\bar{x}\pm s$，$n=10$）

组别	入睡潜伏期/min	睡眠时间/min	入睡数/只	睡眠率/%
溶剂对照组	5.63±1.92	24.00±9.62	8	80.0
低剂量组	6.00±2.40	27.80±8.80	9	90.0
中剂量组	5.78±1.92	21.58±9.99	9	90.0
高剂量组	6.00±2.32	21.00±4.95	9	90.0

3. 大鼠协调运动实验（转棒法）

取 SD 大鼠置于大小鼠转棒仪滚筒上训练，转速为 10 转/分钟，每天 1 次，连续 3 天。3 天训练结束后，选 40 只能在 10 转/分钟转棒仪滚筒上维持 3min 以上大鼠，设荆芥药物低、中、高剂量组（0.45g/kg、1.35g/kg、4.05g/kg）及溶剂对照组（0.5% CMC-Na），每组 10 只，雌雄各半，各组以 10mL/kg 灌胃给药，各分别于给药前及给药后 0.5h、1h、2h、3h、4h、6h、8h 时间点置于转棒仪滚筒上，记录每只大鼠从转棒仪滚筒上掉落所用时间，若 10min 以上不掉落则以 10min 记录。给药与组别设计如表 9-53 所示。

表 9-53　给药与组别设计

组别	剂量/(g/kg)	给药体积/(mL/kg)	动物数量	
			雄性	雌性
溶剂对照组	0	10	5	5
低剂量组	0.45	10	5	5
中剂量组	1.35	10	5	5
高剂量组	4.05	10	5	5

荆芥细粉混悬液对大鼠平衡协调运动能力的影响见表 9-54，对照组、荆芥药物低、中、高剂量组大鼠掉落的时间均集中于 200～250s，与对照组同一数据时间点的比较后发现，荆芥药物低、中、高剂量组的大鼠协调运动时间没有出现异常的增加或者减少，且差异无统计学意义（$P > 0.05$）。

表 9-54　荆芥细粉混悬液对大鼠平衡协调运动影响（$\bar{x} \pm s$，$n = 10$）

单位：s

采集时间点	检测指标	组　别			
		溶剂对照组	低剂量组	中剂量组	高剂量组
给药前 0.5h	潜伏期	202.70±26.85	224.90±28.79	225.70±27.33	231.90±25.62
给药后 0.5h	潜伏期	226.90±25.07	217.90±28.85	217.90±22.81	231.30±25.08
给药后 1h	潜伏期	224.00±27.56	240.00±22.48	232.60±25.26	229.00±18.42
给药后 2h	潜伏期	217.10±22.19	225.80±29.31	221.20±26.22	223.30±24.80
给药后 3h	潜伏期	225.30±27.43	229.70±23.27	210.80±13.53	217.40±18.37
给药后 4h	潜伏期	239.20±27.50	221.80±20.02	222.60±26.01	223.50±24.78
给药后 6h	潜伏期	236.40±27.43	215.00±17.35	220.00±20.93	226.50±21.74
给药后 8h	潜伏期	234.20±28.77	225.90±18.07	212.80±29.59	216.70±22.21

二、荆芥饮片对清醒 Beagle 犬心血管系统影响

1. 组别及给药设定

6 只已建立生理信号遥测模型 Beagle 犬采用拉丁方进行实验组别设计，荆芥临床成人拟用剂量为 5～10g/d，以成人平均体重 70kg 计算，最小用药剂量约为 0.07g/kg。给药组分为 4 组，溶剂对照组（0.5% CMC-Na）、荆芥细粉混悬液低、中、高剂量组（0.13g/kg、0.39g/kg、1.17g/kg），设 4 个给药周期，各给药周期间隔 7 天。给药方式采用与临床拟用相近的灌胃给药，给药容

量10mL/kg。使用灌胃管单次灌胃给药，各给药周期固定上午9：00～11：00，给药前12h禁食，自由饮水。剂量及组别设计详见表9-55和表9-56。

表 9-55　比格犬剂量设计

组别	剂量/ （g/kg）	给药体积/ （mL/kg）	动物		约相当于人临床 拟用剂量倍数
			雄性	雌性	
对照组	0	10	3	3	—
低剂量组	0.13	10	3	3	2
中剂量组	0.39	10	3	3	6
高剂量组	1.17	10	3	3	17

注：人体重按70kg计算，荆芥药材人临床拟用量为5g，即0.07g/kg。

表 9-56　比格犬组别设计

给药周期	动物流水号					
	1	2	3	4	5	6
D1	NS	H	M	L	NS	H
D2	L	NS	H	M	L	NS
D3	M	L	NS	H	M	L
D4	H	M	L	NS	H	M

注：NS：对照组；L：低剂量组；M：中剂量组；H：高剂量组；D1、D2、D3和D4为给药周期。

2. 数据采集

实验前设定需要采集的相关参数，采用DSI植入式生理信号遥测系统采集动物心电、血压及体温指标，心电指标包括心率、PR间期、QRS间期、QT间期、R波、ST段、T波；血压指标包括收缩压、舒张压、平均压，同时采集体温数据。记录给药前1～2h基础数据及给药后24h数据。采集间隔为每10s系统自动记录一次。统计时选取给药前30min的时间点为给药前基础值，给药后30min、1h、2h、3h、4h、6h、8h、10h、12h、14h、18h、24h，取每个时间点后5min平均值作为该时间点数据，剔除因动物躁动等因素引起的大幅度漂移数据。

3. 荆芥细粉混悬液对清醒Beagle犬心电影响背景数据的建立

荆芥细粉混悬液对清醒Beagle犬心电的影响见表9-57～表9-63。与对照组比较后发现，荆芥低、中、高剂量组对比格犬的心率、PR间期、QRS间期、QT间期、T波、R波及ST段均无明显影响，差异无统计学意义（$P>0.05$）。

表 9-57　荆芥细粉混悬液对清醒 Beagle 犬心率的影响（$\bar{x}\pm s$，$n=6$）

单位：次/min

采集时间点	组　别			
	溶剂对照组	低剂量组	中剂量组	高剂量组
给药前 30min	83.71±11.86	82.57±17.51	85.69±13.10	86.86±17.89
给药后 30min	86.64±14.30	85.33±7.71	88.31±12.33	83.64±18.45
给药后 1h	87.00±12.91	81.74±11.01	88.17±16.32	85.88±15.43
给药后 2h	85.83±17.79	80.95±21.81	83.38±26.74	84.71±24.47
给药后 3h	80.07±16.05	84.36±17.49	89.60±23.68	85.81±20.34
给药后 4h	93.12±16.09	96.93±10.79	89.95±14.67	96.31±21.70
给药后 6h	89.64±18.99	84.90±14.62	82.29±17.16	89.93±18.22
给药后 8h	83.67±20.04	81.67±13.84	83.26±22.14	87.69±18.19
给药后 12h	86.50±20.42	85.98±8.21	80.69±10.42	86.21±13.58
给药后 14h	90.33±17.42	92.31±19.43	90.64±11.99	90.83±25.21
给药后 18h	84.74±16.86	88.64±14.31	83.24±12.87	85.17±13.08
给药后 24h	83.67±46.11	86.62±19.44	84.05±12.74	83.43±14.01

表 9-58　荆芥细粉混悬液对清醒 Beagle 犬 PR 间期的影响（$\bar{x}\pm s$，$n=6$）

单位：ms

采集时间点	组　别			
	溶剂对照组	低剂量组	中剂量组	高剂量组
给药前 30min	99.31±7.58	98.52±10.01	98.93±10.60	95.69±7.77
给药后 30min	104.17±7.89	103.33±7.44	92.71±14.37	97.76±9.65
给药后 1h	103.36±18.27	106.36±7.86	90.81±18.78	96.67±12.80
给药后 2h	105.81±10.99	101.79±8.50	101.48±8.74	101.10±13.26
给药后 3h	105.14±10.01	96.67±8.35	96.67±10.52	99.07±10.50
给药后 4h	103.79±11.05	104.50±10.76	92.29±9.81	96.64±9.35
给药后 6h	106.33±10.76	107.24±8.55	99.88±6.01	101.42±10.21
给药后 8h	102.29±12.19	104.12±12.14	96.79±3.73	98.62±8.15
给药后 12h	98.86±12.31	105.02±10.62	99.52±5.23	97.95±6.49
给药后 14h	99.45±10.91	100.24±14.11	95.50±3.34	99.12±11.44
给药后 18h	104.45±10.45	105.05±12.45	102.24±7.31	100.90±12.59
给药后 24h	100.71±16.97	108.26±15.09	95.62±14.58	96.19±6.68

表 9-59　荆芥细粉混悬液对清醒 Beagle 犬 QRS 间期的影响（$\bar{x}\pm s$，$n=6$）

单位：ms

采集时间点	组　别			
	溶剂对照组	低剂量组	中剂量组	高剂量组
给药前 30min	34.10±6.85	31.29±8.86	31.88±11.27	33.17±6.84
给药后 30min	35.07±4.77	39.17±1.23	38.19±6.36	33.36±6.34
给药后 1h	36.45±4.54	34.69±8.33	33.36±14.75	30.33±13.69
给药后 2h	37.64±5.52	37.90±4.80	37.40±3.38	35.45±10.39
给药后 3h	39.45±2.58	37.81±3.96	38.12±4.59	36.88±3.91
给药后 4h	39.45±4.61	38.69±11.57	38.74±11.22	37.17±3.17
给药后 6h	36.07±7.10	38.33±3.86	38.55±7.03	35.50±6.01
给药后 8h	35.21±5.04	36.76±4.76	32.26±12.87	34.76±6.57
给药后 12h	35.93±2.55	35.55±1.50	35.31±8.21	37.71±1.47
给药后 14h	38.17±2.91	38.29±5.28	33.60±12.32	35.76±6.90
给药后 18h	35.95±4.97	35.40±6.68	31.19±14.79	36.31±4.69
给药后 24h	34.24±8.25	36.45±6.10	35.62±8.73	35.05±7.54

表 9-60　荆芥细粉混悬液对清醒 Beagle 犬 QT 间期的影响（$\bar{x}\pm s$，$n=6$）

单位：ms

采集时间点	组　别			
	溶剂对照组	低剂量组	中剂量组	高剂量组
给药前 30min	234.64±15.54	225.40±17.10	225.24±15.32	222.07±9.61
给药后 30min	232.36±19.09	221.45±9.23	220.81±9.83	217.64±12.69
给药后 1h	243.02±40.49	231.12±14.10	239.81±8.25	226.60±37.20
给药后 2h	239.71±11.29	245.14±12.91	238.67±21.14	234.17±15.15
给药后 3h	246.19±18.28	226.26±26.79	244.98±5.12	235.60±12.89
给药后 4h	243.17±28.46	229.33±23.68	239.98±7.67	229.98±16.47
给药后 6h	254.64±14.56	240.74±11.50	256.86±10.36	235.55±28.85
给药后 8h	243.40±23.20	234.67±10.85	248.71±6.10	230.19±16.66
给药后 12h	233.98±16.94	249.67±13.04	234.38±7.93	240.64±12.05
给药后 14h	226.14±18.41	233.98±20.60	227.05±52.80	234.52±16.99
给药后 18h	243.29±14.65	249.52±15.28	238.90±5.57	233.12±17.50
给药后 24h	228.26±30.64	243.10±15.36	237.95±13.74	223.12±30.49

表 9-61 荆芥细粉混悬液对清醒 Beagle 犬 T 波的影响 ($\bar{x} \pm s$, $n = 6$)

单位：mV

采集时间点	组 别			
	溶剂对照组	低剂量组	中剂量组	高剂量组
给药前 30min	0.26 ± 0.06	0.23 ± 0.17	0.24 ± 0.09	0.28 ± 0.12
给药后 30min	0.20 ± 0.05	0.20 ± 0.09	0.19 ± 0.12	0.18 ± 0.04
给药后 1h	0.21 ± 0.08	0.27 ± 0.18	0.24 ± 0.07	0.19 ± 0.15
给药后 2h	0.19 ± 0.07	0.18 ± 0.08	0.20 ± 0.08	0.18 ± 0.10
给药后 3h	0.20 ± 0.08	0.25 ± 0.13	0.18 ± 0.10	0.18 ± 0.04
给药后 4h	0.21 ± 0.10	0.22 ± 0.06	0.20 ± 0.15	0.21 ± 0.12
给药后 6h	0.21 ± 0.03	0.23 ± 0.12	0.19 ± 0.12	0.21 ± 0.31
给药后 8h	0.22 ± 0.05	0.18 ± 0.06	0.25 ± 0.12	0.19 ± 0.12
给药后 12h	0.22 ± 0.04	0.25 ± 0.08	0.17 ± 0.14	0.19 ± 0.05
给药后 14h	0.25 ± 0.07	0.23 ± 0.08	0.27 ± 0.09	0.23 ± 0.10
给药后 18h	0.21 ± 0.08	0.20 ± 0.08	0.20 ± 0.23	0.23 ± 0.09
给药后 24h	0.27 ± 0.21	0.23 ± 0.07	0.27 ± 0.17	0.24 ± 0.09

表 9-62 荆芥细粉混悬液对清醒 Beagle 犬 R 波的影响 ($\bar{x} \pm s$, $n = 6$)

单位：ms

采集时间点	组 别			
	溶剂对照组	低剂量组	中剂量组	高剂量组
给药前 30min	2.33 ± 1.12	1.94 ± 0.82	2.17 ± 1.29	2.42 ± 1.27
给药后 30min	2.40 ± 1.28	2.82 ± 1.36	2.55 ± 1.33	2.44 ± 1.21
给药后 1h	2.43 ± 1.01	2.53 ± 1.08	2.39 ± 1.22	2.38 ± 0.57
给药后 2h	2.47 ± 1.11	2.60 ± 1.10	2.47 ± 1.12	2.46 ± 1.02
给药后 3h	2.51 ± 1.15	2.56 ± 1.26	2.41 ± 1.38	2.84 ± 0.96
给药后 4h	2.85 ± 1.35	2.30 ± 1.22	2.71 ± 1.47	2.92 ± 1.05
给药后 6h	2.45 ± 0.91	2.74 ± 1.16	2.46 ± 1.32	2.50 ± 1.40
给药后 8h	2.29 ± 1.14	2.77 ± 1.00	2.29 ± 1.40	2.27 ± 1.24
给药后 12h	2.65 ± 1.10	2.75 ± 1.07	2.37 ± 1.20	2.59 ± 1.07
给药后 14h	2.63 ± 1.23	2.87 ± 0.78	2.41 ± 1.14	2.62 ± 1.17
给药后 18h	2.40 ± 1.16	2.58 ± 1.07	2.39 ± 1.17	2.63 ± 0.97
给药后 24h	2.19 ± 1.15	2.58 ± 0.85	2.20 ± 1.18	2.54 ± 1.20

表 9-63　荆芥细粉混悬液对清醒 Beagle 犬 ST 段的影响 ($\bar{x} \pm s$, $n=6$)

单位：mV

采集时间点	组　　别			
	溶剂对照组	低剂量组	中剂量组	高剂量组
给药前 30min	205.88±15.91	206.98±17.21	209.00±19.47	203.17±19.04
给药后 30min	203.74±20.46	202.19±10.75	207.17±14.17	198.74±13.72
给药后 1h	220.50±13.13	202.64±14.81	204.60±18.09	217.67±17.09
给药后 2h	210.62±12.42	216.14±11.78	209.05±19.98	205.02±13.82
给药后 3h	216.67±17.24	217.17±17.62	211.02±14.44	206.33±14.19
给药后 4h	213.60±27.31	200.74±24.03	214.33±10.89	200.90±15.41
给药后 6h	215.40±13.93	211.36±12.21	215.33±18.28	207.12±28.21
给药后 8h	215.62±24.89	205.95±11.77	213.62±16.85	201.86±15.31
给药后 12h	206.38±19.01	210.55±14.86	206.26±14.96	211.81±11.04
给药后 14h	197.55±18.02	205.00±21.03	199.83±16.93	205.71±18.10
给药后 18h	214.81±14.74	220.29±16.57	215.62±15.20	204.31±16.62
给药后 24h	200.24±29.54	214.26±16.52	213.26±19.53	214.26±19.58

4. 荆芥细粉混悬液对清醒 Beagle 犬血压影响背景数据建立

荆芥细粉混悬液对清醒 Beagle 犬血压的影响见表 9-64、表 9-65，与溶剂对照组同一采集时间点的数值相比，给药后 6h 荆芥混悬液高剂量组比格犬的舒张压升高，差异有统计学意义（$P<0.01$），但在随后的给药时间点恢复正常。

表 9-64　荆芥细粉混悬液对清醒 Beagle 犬舒张压的影响 ($\bar{x} \pm s$, $n=6$)

单位：mmHg

采集时间点	组　　别			
	溶剂对照组	低剂量组	中剂量组	高剂量组
给药前 30min	83.93±9.02	83.08±9.53	83.03±10.22	82.74±11.96
给药后 30min	86.52±10.20	89.22±7.29	86.82±7.36	87.69±9.90
给药后 1h	85.64±11.24	82.79±7.13	85.51±12.57	88.79±15.31
给药后 2h	81.98±13.03	83.01±13.68	86.45±11.73	87.88±17.58
给药后 3h	82.76±12.39	86.05±12.53	88.19±14.16	84.90±14.31
给药后 4h	85.67±11.01	87.65±5.02	85.61±11.78	84.91±14.94
给药后 6h	85.98±6.22	83.91±10.20	85.89±9.45	95.75±9.59*
给药后 8h	91.54±10.16	94.18±7.11	91.89±11.92	87.10±14.22
给药后 12h	87.35±9.79	83.54±7.88	89.35±4.81	90.70±14.08
给药后 14h	86.45±15.95	89.23±12.47	89.47±7.36	92.81±15.82
给药后 18h	88.63±9.35	89.71±11.83	90.47±12.77	94.10±14.18
给药后 24h	89.78±11.30	88.22±12.27	93.26±9.89	94.55±13.05

注：与溶剂对照组比较，* $P<0.01$。

表 9-65　荆芥细粉混悬液对清醒 Beagle 犬收缩压的影响（$\bar{x}\pm s$, $n=6$）

单位：mmHg

采集时间点	组　别			
	溶剂对照组	低剂量组	中剂量组	高剂量组
给药前 30min	117.24±12.63	115.70±10.52	114.38±14.77	115.37±12.43
给药后 30min	116.86±7.97	116.29±4.71	117.17±6.46	117.91±7.77
给药后 1h	106.21±9.05	101.27±5.44	107.40±10.41	102.65±15.69
给药后 2h	111.69±12.10	114.11±10.76	110.14±11.98	119.49±17.61
给药后 3h	115.13±11.89	115.57±14.35	121.57±12.41	119.16±13.48
给药后 4h	116.49±10.67	117.85±6.23	116.52±14.65	118.99±14.17
给药后 6h	121.36±9.83	123.28±7.00	125.32±9.75	128.08±10.03
给药后 8h	120.74±13.05	123.90±8.64	121.79±13.05	118.29±12.75
给药后 12h	118.72±10.39	114.88±9.59	120.38±7.90	122.78±13.89
给药后 14h	122.75±15.71	120.07±9.91	122.47±7.69	120.31±17.66
给药后 18h	121.51±11.06	120.78±14.96	125.45±16.81	125.91±16.39
给药后 24h	128.43±19.21	127.08±13.20	123.57±11.23	126.09±9.25

5. 荆芥细粉混悬液对清醒 Beagle 犬体温影响背景数据建立

荆芥细粉混悬液对清醒 Beagle 犬体温的影响如表 9-66 所示，与对照组同一数据时间点相比，荆芥药物低、中、高剂量组比格犬体温未出现异常改变，并且差异无统计学意义（$P>0.05$）。

表 9-66　荆芥细粉混悬液对清醒 Beagle 犬体温的影响（$x\pm s$, $n=6$）

单位：℃

采集时间点	组　别			
	溶剂对照组	低剂量组	中剂量组	高剂量组
给药前 30min	37.66±0.56	37.72±0.57	37.75±0.57	37.95±0.28
给药后 30min	37.28±0.26	37.37±0.32	37.92±0.37	37.96±0.53
给药后 1h	37.76±0.39	37.71±0.49	37.55±0.33	37.42±0.61
给药后 2h	37.41±0.35	37.23±0.50	37.28±0.15	37.57±0.11
给药后 3h	37.53±0.38	37.54±0.42	37.35±0.20	37.37±0.44
给药后 4h	37.40±0.27	37.49±0.54	37.27±0.57	37.57±0.26
给药后 6h	37.37±0.52	37.49±0.42	37.55±0.19	37.61±0.34
给药后 8h	37.74±0.29	37.42±0.33	37.48±0.31	37.66±0.20
给药后 12h	37.66±0.32	37.47±0.25	37.36±0.15	37.49±0.30
给药后 14h	37.68±0.32	37.41±0.18	37.48±0.18	37.40±0.28
给药后 18h	37.36±0.44	37.22±0.33	37.37±0.15	37.48±0.35
给药后 24h	37.16±0.83	37.55±0.61	37.23±0.25	37.06±0.71

第五节
沙棘饮片对清醒 Beagle 犬心血管系统影响

沙棘是一种落叶性灌木，为胡颓子科沙棘属，其特性是耐旱、抗风沙，可以在盐碱化土地上生存，因此被广泛用于水土保持。中国西北部大量种植沙棘，用于沙漠绿化。沙棘果实中维生素 C 含量高，素有维生素 C 之王的美称。沙棘是植物和其果实的统称。沙棘果实是较好的保健食品和药品，沙棘也被列入了《中华人民共和国药典》。此外，沙棘还被列为我国第一批药食两用植物品种。其具有止咳祛痰，活血化瘀之功效，在民间一直作为药食两用的植物。

现代药理研究证实，沙棘中含有的总黄酮对心血管系统有保护作用，能调节免疫系统，其中含有的 5-羟色胺可以预防癌症，各种有机酸和卵磷脂可以保护肝脏。同时，含有沙棘果油的具有保健作用的食品如沙棘果油软胶囊等在市场上均有销售。然而，目前对沙棘的毒性研究主要集中于对沙棘急性毒性和遗传毒性的研究。因此，建立沙棘安全药理学背景数据具有重要意义。

1. 组别及给药设定

6 只实验动物采用拉丁方进行实验设计分组。本品沙棘临床成人拟用剂量为 3～10g/d，以成人平均体重 70kg 计算，最小用药剂量约为 0.04g/kg。根据国家食品药品监督管理局颁布的"药物安全药理学研究技术指导原则"以及本中心的预试验结果和沙棘的最大溶解度，给药剂量设计具体如下：实验分为 4 组，分别为溶剂对照组（0.5% CMC-Na 溶液），沙棘细粉低、中、高剂量组（0.08g/kg、0.24g/kg、0.72g/kg）。实验设 4 个给药周期，相邻给药周期间隔为 7 天。给药方式选择与临床拟用给药途径相近的灌胃给药，给药体积为 10mL/kg；每个给药周期内固定上午 10：30～11：30 给药。给药剂量与分组设计详见表 9-67 和表 9-68。

表 9-67　Beagle 犬灌胃给予沙棘细粉混悬液的剂量设计

组别	给药剂量/ (g/kg)	给药体积/ (mL/kg)	给药浓度/ (mg/mL)	相当于人临床 拟用剂量的倍数
溶剂对照组	0	10	0	—
低剂量组	0.08	10	24	2
中剂量组	0.24	10	72	6
高剂量组	0.72	10	216	18

表 9-68　Beagle 犬灌胃给予沙棘细粉混悬液的分组设计（拉丁方设计）

给药周期	动物流水号					
	1	2	3	4	5	6
D1	N	M	L	H	N	M
D2	M	L	H	N	M	L
D3	L	H	N	M	L	H
D4	H	N	M	L	H	N

注：N：溶剂对照组；L：低剂量组；M：中剂量组；H：高剂量组；D1、D2、D3 和 D4 为给药周期。

2. 数据采集

利用 DSI（Data Sciences International）公司 Ponemah 软件操作平台采集动物心电指标、血压、体温等指标。心电指标包括心率、PR 间期、QRS 间期、QT 间期、P 波、R 波、ST 段（取绝对值进行统计）、T 波，血压指标包括收缩压、舒张压、平均压。采集给药前 2h 及给药后 24h 内数据。采集间隔为每 10s 系统自动记录一次。统计时选取给药前 30min 的时间点为给药前基础值，给药后 30min、1h、2h、3h、4h、6h、8h、10h、12h、14h、18h、24h。剔除因动物躁动等因素导致的数据丢失和大幅度偏移的数据，取每个时间点后 5min 数据的平均值作为该时间点数据。

3. 沙棘细粉混悬液对清醒 Beagle 犬心电影响背景数据建立

沙棘细粉混悬液对清醒 Beagle 犬心电的影响见表 9-69～表 9-76。与溶剂对照组同一采集时间点的数值相比，沙棘混悬液高、中、低剂量组清醒比格犬的心率、P 波、PR 间期、QRS 间期、QT 间期、R 波、ST 段及 T 波均未出现明显改变（$P > 0.05$）。

表 9-69　沙棘细粉混悬液对清醒 Beagle 犬心率的影响（$\bar{x} \pm s$，$n=6$）

单位：次/min

采集时间点	组　别			
	溶剂对照组	低剂量组	中剂量组	高剂量组
给药前 30min	111.99±14.93	99.83±30.02	122.13±12.85	129.36±25.23
给药后 30min	86.22±6.62	94.22±11.66	85.81±13.00	99.02±16.80
给药后 1h	86.34±2.29	84.70±19.74	86.25±5.85	100.03±31.07
给药后 2h	94.36±13.27	89.86±25.27	83.06±21.51	94.47±28.92
给药后 3h	94.25±26.26	91.88±15.07	88.31±32.28	75.40±10.47
给药后 4h	92.74±18.96	85.87±11.50	115.59±41.07	92.31±3.63

续表

采集时间点	组 别			
	溶剂对照组	低剂量组	中剂量组	高剂量组
给药后 6h	93.74±38.99	62.84±11.90	90.30±31.02	105.11±33.88
给药后 8h	85.51±16.75	62.92±10.38	84.04±10.88	83.51±13.83
给药后 10h	78.04±16.70	67.84±23.71	97.16±15.99	88.67±22.02
给药后 12h	85.08±5.05	69.05±12.62	84.20±18.55	73.36±5.47
给药后 14h	79.32±9.20	73.10±12.85	84.42±24.55	87.01±31.74
给药后 18h	84.09±11.33	83.81±35.23	86.40±16.21	75.05±2.48
给药后 24h	95.46±3.46	91.27±8.92	79.02±48.28	93.18±29.49

表 9-70 沙棘细粉混悬液对清醒 Beagle 犬 P 波的影响 ($\bar{x}\pm s$，$n=6$)

单位：mV

采集时间点	组 别			
	溶剂对照组	低剂量组	中剂量组	高剂量组
给药前 30min	0.26±0.12	0.31±0.16	0.17±0.10	0.20±0.12
给药后 30min	0.21±0.13	0.29±0.16	0.16±0.15	0.15±0.12
给药后 1h	0.24±0.14	0.22±0.13	0.17±0.14	0.17±0.10
给药后 2h	0.21±0.13	0.28±0.13	0.18±0.16	0.17±0.14
给药后 3h	0.21±0.14	0.23±0.15	0.20±0.20	0.17±0.15
给药后 4h	0.25±0.16	0.26±0.15	0.15±0.10	0.19±0.12
给药后 6h	0.26±0.13	0.24±0.17	0.16±0.13	0.19±0.14
给药后 8h	0.23±0.13	0.24±0.11	0.16±0.10	0.19±0.17
给药后 10h	0.24±0.12	0.23±0.16	0.16±0.11	0.16±0.16
给药后 12h	0.27±.23	0.24±0.12	0.16±0.17	0.16±0.16
给药后 14h	0.23±0.14	0.27±0.14	0.18±0.12	0.19±0.14
给药后 18h	0.23±0.14	0.27±0.12	0.16±0.14	0.20±0.21
给药后 24h	0.24±0.14	0.29±0.19	0.24±0.19	0.17±0.16

表 9-71 沙棘细粉混悬液对清醒 Beagle 犬 PR 间期的影响 ($\bar{x}\pm s$，$n=6$)

单位：ms

采集时间点	组 别			
	溶剂对照组	低剂量组	中剂量组	高剂量组
给药前 30min	95.03±6.75	99.03±2.99	99.84±6.19	105.94±8.50
给药后 30min	103.39±9.02	104.22±5.44	107.54±12.21	108.77±2.34
给药后 1h	103.92±12.09	104.03±9.99	103.86±11.38	110.74±6.94
给药后 2h	100.55±10.87	101.43±6.81	110.11±16.51	110.69±4.34

续表

采集时间点	组　别			
	溶剂对照组	低剂量组	中剂量组	高剂量组
给药后 3h	105.95±12.61	109.79±13.29	107.54±10.10	114.27±3.91
给药后 4h	99.91±3.24	102.18±7.55	97.71±15.37	111.58±3.77
给药后 8h	99.40±4.69	100.47±8.05	105.31±19.16	113.02±5.15
给药后 10h	101.09±9.37	108.11±15.16	103.03±9.72	115.78±4.67
给药后 12h	97.45±7.39	104.21±11.93	112.56±12.68	117.02±6.59
给药后 14h	102.06±7.24	105.55±15.25	106.45±10.47	113.15±5.30
给药后 18h	100.72±11.82	97.84±16.08	108.56±5.24	114.39±2.61
给药后 24h	100.57±10.70	103.97±12.12	91.16±16.11	118.12±7.24

表 9-72　沙棘细粉混悬液对清醒 Beagle 犬 QRS 间期的影响（$\bar{x}\pm s$，$n=6$）

单位：ms

采集时间点	组　别			
	溶剂对照组	低剂量组	中剂量组	高剂量组
给药前 30min	30.93±5.57	36.29±4.06	35.48±2.79	33.68±2.77
给药后 30min	39.55±0.64	35.58±4.18	38.73±4.99	35.96±0.47
给药后 1h	30.93±5.57	36.29±4.06	35.48±2.79	33.68±2.77
给药后 2h	36.68±2.54	36.02±4.50	40.18±2.67	36.16±3.60
给药后 3h	36.07±1.17	34.46±5.22	40.68±3.34	38.235±0.72
给药后 4h	33.03±5.02	37.71±4.93	38.10±3.49	38.34±1.23
给药后 6h	35.15±2.61	37.94±7.46	39.31±2.09	36.24±3.76
给药后 8h	36.12±1.95	37.77±5.83	37.60±3.62	34.60±5.02
给药后 10h	35.34±4.58	39.87±1.58	35.88±2.94	36.43±3.72
给药后 12h	36.32±1.18	38.8±1.70	35.28±1.36	36.94±3.83
给药后 14h	35.05±8.49	42.37±1.89	39.93±0.56	40.34±0.85
给药后 24h	36.05±1.37	38.70±5.41	31.53±1.95	37.54±3.59

表 9-73　沙棘细粉混悬液对清醒 Beagle 犬 QT 间期的影响（$\bar{x}\pm s$，$n=6$）

单位：ms

采集时间点	组　别			
	溶剂对照组	低剂量组	中剂量组	高剂量组
给药前 30min	204.5071±8.12108	224.58±19.85	210.84±6.51	204.96±13.97
给药后 30min	229.43±9.15	223.47±7.86	226.41±13.93	228.41±13.05

续表

采集时间点	组　别			
	溶剂对照组	低剂量组	中剂量组	高剂量组
给药后 1h	234.59±21.83	235.14±15.15	230.41±11.90	235.73±20.22
给药后 2h	228.53±12.27	256.61±39.91	237.49±16.72	222.95±11.31
给药后 3h	239.34±17.73	245.46±12.10	244.49±17.03	244.26±6.53
给药后 4h	229.49±20.90	235.3614±4.30	215.46±31.87	228.40±1.92
给药后 6h	219.76±19.42	247.29±18.48	230.92±36.54	216.04±19.25
给药后 8h	227.50±20.95	237.59±16.43	240.01±34.94	241.99±14.97
给药后 10h	240.42±20.65	250.52±11.50	231.38±13.35	235.45±16.24
给药后 12h	231.09±12.38	241.88±17.26	236.60±8.59	254.49±6.06
给药后 14h	246.56±3.27	250.75±28.91	236.57±21.34	256.99±5.14
给药后 18h	238.48±6.03	232.40±25.49	236.02±14.98	254.29±14.62
给药后 24h	228.65±12.39	230.29±2.11	174.74±25.17	240.93±10.36

表 9-74　沙棘细粉混悬液对清醒 Beagle 犬 R 波的影响 （$\bar{x}\pm s$，$n=6$）

单位：ms

采集时间点	组　别			
	溶剂对照组	低剂量组	中剂量组	高剂量组
给药前 30min	2.37±1.20	3.02±1.90	2.04±1.95	1.77±1.65
给药后 30min	2.72±1.50	2.82±1.12	2.24±1.47	2.21±1.40
给药后 1h	2.00±0.12	2.87±1.22	2.24±1.37	2.04±1.34
给药后 2h	2.37±1.14	2.81±1.29	2.11±1.38	2.20±1.69
给药后 3h	2.34±1.35	2.64±1.67	2.19±1.88	2.24±1.55
给药后 4h	2.57±1.06	2.84±1.43	1.76±1.09	2.17±1.34
给药后 6h	2.38±1.22	2.98±1.87	2.27±1.59	1.86±1.94
给药后 8h	2.38±1.29	2.93±1.72	2.41±1.23	2.22±1.52
给药后 10h	2.28±1.00	2.98±1.94	2.01±1.76	1.77±1.58
给药后 12h	2.77±1.54	2.55±1.10	1.71±1.75	1.7994±1.60
给药后 14h	2.08±0.58	3.18±0.80	2.66±1.02	2.41±0.92
给药后 18h	2.92±0.73	3.29±0.60	1.86±1.57	2.16±1.57
给药后 24h	2.67±1.47	2.74±1.22	1.80±1.69	1.99±1.42

表 9-75　沙棘细粉混悬液对清醒 Beagle 犬 ST 段的影响（$\bar{x}\pm s$，$n=6$）

单位：mV

采集时间点	组　别			
	溶剂对照组	低剂量组	中剂量组	高剂量组
给药前 30min	176.06±7.75	193.09±17.50	181.22±3.61	178.13±13.53
给药后 30min	190.02±19.00	192.10±6.85	194.80±14.33	200.02±11.80
给药后 1h 后	206.28±22.51	202.89±16.75	200.02±15.44	207.25±19.71
给药后 2h 后	194.86±8.04	200.39±6.68	206.70±19.37	199.38±18.03
给药后 3h 后	200.21±22.37	214.29±10.38	214.34±20.27	216.00±6.63
给药后 4h 后	203.50±18.03	204.77±8.83	185.45±31.56	200.11±2.29
给药后 6h 后	211.83±18.65	216.53±22.16	202.18±36.87	188.26±18.57
给药后 8h 后	211.52±13.10	206.01±14.86	209.66±34.93	213.54±14.50
给药后 10h 后	204.93±9.99	219.75±14.50	201.78±14.01	208.28±15.60
给药后 12h 后	208.21±18.17	210.52±19.17	207.72±12.43	227.04±6.87
给药后 14h 后	221.30±7.56	218.59±30.25	206.23±23.55	228.56±5.28
给药后 18h 后	209.10±6.85	201.34±27.86	206.73±10.73	226.60±16.65
给药后 24h 后	208.35±22.77	198.32±0.70	147.12±26.00	212.28±9.72

表 9-76　沙棘细粉混悬液对清醒 Beagle 犬 T 波的影响（$\bar{x}\pm s$，$n=6$）

单位：mV

采集时间点	组　别			
	溶剂对照组	低剂量组	中剂量组	高剂量组
给药前 30min	0.30±0.11	0.30±0.09	0.28±0.08	0.32±0.02
给药后 30min	0.20±0.05	0.26±0.13	0.15±0.04	0.17±0.04
给药后 1h 后	0.14±0.37	0.15±0.02	0.24±0.04	0.24±0.04
给药后 2h 后	0.16±0.07	0.25±0.05	0.20±0.07	0.24±0.07
给药后 3h 后	0.18±0.01	0.18±0.04	0.22±0.07	0.24±0.06
给药后 4h 后	0.22±0.05	0.25±0.08	0.24±0.09	0.29±0.02
给药后 6h 后	0.23±0.05	0.23±0.08	0.14±0.05	0.24±0.12
给药后 8h 后	0.17±0.07	0.23±0.07	0.18±0.03	0.21±0.12
给药后 10h 后	0.22±0.06	0.17±0.02	0.22±0.14	0.23±0.15
给药后 12h 后	0.21±0.06	0.27±0.12	0.16±0.03	0.21±0.05
给药后 14h 后	0.21±0.01	0.20±0.05	0.25±0.08	0.24±0.06
给药后 18h 后	0.23±0.05	0.24±0.08	0.20±0.12	0.25±0.07
给药后 24h 后	0.27±0.36	0.19±0.04	0.39±0.05	0.22±0.05

4. 沙棘细粉混悬液对清醒 Beagle 犬血压的影响

沙棘细粉混悬液对清醒 Beagle 犬血压的影响见表 9-77～表 9-79。与溶剂对照组动物在同一检测时间点的数值相比，各实验组动物收缩压、舒张压和平均压在所有检测时间点均未见明显改变。

表 9-77　沙棘细粉混悬液对清醒 Beagle 犬收缩压的影响（$\bar{x}\pm s$，$n=6$）

单位：mmHg

采集时间点	组　别			
	溶剂对照组	低剂量组	中剂量组	高剂量组
给药前 30min	126.93±7.21	113.08±17.13	115.05±5.81	142.53±42.99
给药后 30min	110.40±3.75	100.67±13.77	111.33±5.71	111.33±43.15
给药后 1h	110.18±8.51	108.75±19.78	119.35±3.90	143.49±58.77
给药后 2h	122.47±13.30	109.67±13.94	114.81±16.07	138.23±49.54
给药后 3h	118.44±11.92	114.03±9.54	120.51±5.79	145.81±63.01
给药后 4h	124.54±5.76	119.51±25.20	126.90±18.11	144.95±47.24
给药后 6h	122.60±18.04	107.21±5.716	124.88±11.33	152.72±38.83
给药后 8h	121.48±14.87	115.50±29.08	119.00±16.57	151.90±54.98
给药后 10h	116.05±19.70	112.36±17.26	123.59±10.42	149.87±66.27
给药后 12h	121.74±16.00	107.65±14.31	115.18±8.10	155.22±60.30
给药后 14h	121.35±22.13	113.41±21.23	121.04±5.87	156.13±58.24
给药后 18h	139.51±9.16	114.60±20.71	119.50±3.63	154.69±52.53
给药后 24h	123.94±16.22	105.11±18.57	148.53±29.27	145.46±56.96

表 9-78　沙棘细粉混悬液对清醒 Beagle 犬舒张压的影响（$\bar{x}\pm s$，$n=6$）

单位：mmHg

采集时间点	组　别			
	溶剂对照组	低剂量组	中剂量组	高剂量组
给药前 30min	89.00±5.78	85.69±5.64	81.62±8.66	80.52±5.34
给药后 30min	86.39±7.16	83.43±6.98	87.14±10.18	89.87±12.78
给药后 1h	85.12±11.11	84.99±12.80	84.97±9.28	87.29±6.48
给药后 2h	87.67±14.52	84.26±15.54	82.93±14.88	78.25±4.86
给药后 3h	85.77±10.99	91.51±13.85	87.53±6.93	82.00±12.49
给药后 4h	90.49±4.93	91.90±13.13	93.59±15.95	86.75±9.60

续表

采集时间点	组　别			
	溶剂对照组	低剂量组	中剂量组	高剂量组
给药后 6h	86.72±10.45	82.13±7.38	92.63±11.11	86.10±13.57
给药后 8h	85.94±13.58	88.76±15.44	87.54±14.74	79.47±16.25
给药后 10h	84.43±13.18	85.55±19.44	89.67±6.59	82.84±7.97
给药后 12h	87.37±14.07	81.76±14.26	84.10±7.33	93.18±1.83
给药后 14h	84.67±20.94	83.19±21.92	90.55±6.52	94.73±0.75
给药后 18h	98.50±9.27	90.10±13.98	85.99±7.67	91.46±8.27
给药后 24h	88.28±12.57	85.56±7.89	106.07±24.05	77.38±1.13

表 9-79　沙棘细粉混悬液对清醒 Beagle 犬平均压的影响（$\bar{x}\pm s$，$n=6$）

单位：mmHg

采集时间点	组　别			
	溶剂对照组	低剂量组	中剂量组	高剂量组
给药前 30min	97.87±6.34	96.78±7.55	95.79±5.98	93.57±7.43
给药后 30min	103.87±4.90	96.34±6.07	94.79±6.59	94.57±6.30
给药后 1h	98.29±6.08	95.14±7.34	99.11±8.85	92.25±12.47
给药后 2h	100.05±14.56	94.67±12.71	94.07±15.36	91.34±5.66
给药后 3h	97.59±10.94	97.59±9.52	99.05±6.14	93.55±12.12
给药后 4h	102.82±5.10	99.76±16.09	105.86±16.45	99.35±10.67
给药后 6h	100.05±13.19	94.30±8.22	103.74±11.72	100.73±13.79
给药后 8h	98.67±13.88	94.70±19.56	98.69±15.59	90.35±15.65
给药后 10h	96.06±14.35	92.81±17.62	101.43±7.39	93.11±7.16
给药后 12h	99.77±14.46	87.70±7.97	94.75±7.43	102.52±0.99
给药后 14h	105.14±9.01	89.19±20.71	101.30±6.20	105.03±0.98
给药后 18h	113.28±9.15	94.68±5.07	97.83±4.96	103.90±9.36
给药后 24h	101.56±13.20	88.81±3.78	123.40±26.40	90.40±0.60

5. 沙棘细粉混悬液对清醒 Beagle 犬体温的影响

沙棘细粉混悬液对清醒 Beagle 犬体温的影响见表 9-80。给药前所有动物体温均在正常体温范围内（37.1～38.2℃）波动，给药后，与溶剂对照组动物在同一检测时间点的数值相比，不同实验组之间未见明显差异。

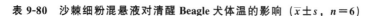

表 9-80　沙棘细粉混悬液对清醒 Beagle 犬体温的影响 （$\bar{x}\pm s$，$n=6$）

单位：℃

采集时间点	组　别			
	溶剂对照组	低剂量组	中剂量组	高剂量组
给药前 30min	37.90±0.49	37.70±0.79	38.02±1.00	38.47±0.18
给药后 30min	38.13±0.33	37.81±0.58	38.19±0.90	38.32±0.14
给药后 1h	37.75±0.15	37.55±0.54	38.07±0.62	38.08±0.27
给药后 2h	37.6±0.41	37.47±0.39	37.93±0.93	38.08±0.12
给药后 3h	37.78±0.05	37.44±0.40	37.60±0.93	37.99±0.17
给药后 4h	37.39±0.44	37.30±0.37	37.79±0.48	38.02±0.06
给药后 6h	37.08±0.33	37.44±0.50	37.6454±0.53	37.82±0.20
给药后 8h	37.44±0.43	37.31±0.48	37.73±0.40	37.89±0.13
给药后 10h	37.40±0.59	37.22±0.64	37.57±0.66	37.92±0.10
给药后 12h	37.50±0.23	37.47±0.30	37.80±0.14	37.83±.05
给药后 14h	37.52±0.35	37.29±0.56	37.79±0.29	37.77±0.13
给药后 18h	37.43±0.10	37.36±0.63	37.80±0.75	37.9723±0.21
给药后 24h	37.38±0.30	37.33±0.76	38.23±0.94	37.89±0.58

参考文献

[1] Chen L，Lin X，Xiao J，et al. Sonchus oleraceus Linn protects against LPS-induced sepsis and inhibits inflammatory responses in RAW264. 7 cells[J]. Journal of Ethnopharmacology，2019，236：63-69.

[2] Cardoso Vilela F，Soncini R，Giusti-Paiva A. Anxiolytic-like effect of Sonchus oleraceus L. inmice[J]. Journal of Ethnopharmacology，2009，124(2)：325-327.

[3] Alothman E A，Awaad A S，Safhi A A，et al. Evaluation of anti-ulcer and ulcerative colitis of Sonchus oleraceus L[J]. Saudi Pharmaceutical Journal，2018，26(7)：956-959.

[4] Vilela F C，de Mesquita Padilha M，dos Santos-e-Silva L，et al. Evaluation of the antinociceptive activity of extracts of Sonchus oleraceus L. in mice[J]. Journal of Ethnopharmacology，2009，124(2)：306-310.

[5] Yin J，Kwon G J，Wang M H. The antioxidant and cytotoxic activities of Sonchus olera-

ceus L. extracts[J]. Nutrition Research and Practice，2007，1(3)：189-194.

[6] Xia D Z，Yu X F，Zhu Z Y，et al. Antioxidant and antibacterial activity of six edible wild plants（Sonchus spp. ）in China［J］. Natural Product Research，2011，25（20）：1893-1901.

[7] Teugwa C M，Mejiato P C，Zofou D，et al. Antioxidant and antidiabetic profiles of two African medicinal plants：Picralima nitida（Apocynaceae）and Sonchus oleraceus（Asteraceae）[J]. BMC Complementary And Alternative Medicine，2013，13(1)：175.

[8] Li Q，Dong DD，Huang Q P，et al. The anti-inflammatory effect of Sonchus oleraceus aqueous extract on lipopolysaccharide stimulated RAW 264. 7 cells and mice[J]. Pharmaceutical Biology，2017，55(1)：799-809.

[9] Mawalagedera S，Ou Z Q，McDowell A，et al. Effects of boiling and in vitro gastrointestinal digestion on the antioxidant activity of Sonchus oleraceus leaves[J]. Food & Function，2016，7(3)：1515-1522.

[10] Ou ZQ，Rades T，McDowell A. Anti-ageing effects of Sonchus oleraceus L.（pūhā）leaf extracts on H_2O_2-induced cell senescence[J]. Molecules，2015，20(3)：4548-4564.

[11] Yimam M，Lee Y C，Jia Q. Effect of a botanical composition，UP446，on respiratory，cardiovascular and central nervous systems in beagle dogs and rats[J]. Regulatory Toxicology and Pharmacology，2016，77：184-191.

[12] Rayees S，Sharma R，Singh G，et al. Acute，sub-acute and general pharmacological evaluation of 5-(3，4-methylenedioxyphenyl)-4-ethyl-2E，4E-pentadienoic acid piperidide（SK-20）：a novel drug bioavailability enhancer[J]. Environmental Toxicology and Pharmacology，2013，35(2)：347-359.

[13] Khan I A，Singh A，Mindala D P，et al. Preclinical development of gastro-protective botanical candidate from Woodfordia fruticosa：Chemical standardization，efficacy，pharmacokinetics and safety pharmacology［J］. Journal of ethnopharmacology，2019：112023.

[14] Peng H，Guo J B，Yuan H T，et al. Effect of（R，R）-penehyclidine fumarate on cardiovascular Function and body temperature in conscious Beagle dogs[J]. Chinese Journal of New Drugs，2016，25(14)：1581-1586.

[15] Li F，Wang W，Xiao H. The evaluation of anti-breast cancer activity and safety pharmacology of the ethanol extract of Aralia elata Seem. leaves[J]. Drug and Chemical Toxicology，2019：1-10.

[16] FDA，HHS. International Conference on Harmonisation；guidance on S7A safety pharmacology studies for human pharmaceuticals； availability. Notice[J]. Fed Regist，2001，66(135)：36791-36792.

[17] Torres-González L，Cienfuegos-Pecina E，Perales-Quintana M M，et al. Nephroprotective effect of sonchus oleraceus extract against kidney injury induced by ischemia-reperfusion in wistar rats[J]. Oxidative Medicine and Cellular Longevity，2018.

[18] Huyan T, Li Q, Wang Y L, et al. Anti-tumor effect of hot aqueous extracts from Sonchus oleraceus (L.) L. and Juniperus sabina L-two traditional medicinal plants in China[J]. Journal of Ethnopharmacology, 2016, 185: 289-299.

[19] Chen L, Teng H, Cao H. Chlorogenic acid and caffeic acid from Sonchus oleraceus Linn synergistically attenuate insulin resistance and modulate glucose uptake in HepG2 cells [J]. Food and Chemical Toxicology, 2019, 127: 182-187.

[20] 吴士云. 诃子抗氧化活性的研究[D]. 江苏大学, 2011.

[21] 赵丽娟, 杜遵义. 诃子在藏蒙药中应用研究的概述[J]. 中国民族医药杂志, 2007, 13 (4): 31-32.

[22] 刘芳, 秦红飞, 刘松青. 诃子化学成分与药理活性研究进展[J]. 中国药房, 2012, 23 (7): 670-672.

[23] 李斌, 李鑫, 范源. 诃子药理作用研究进展[J]. 药学研究, 2015, 34(10): 591-595.

[24] 王嘉伦, 王培杰, 易智威, 等. 诃子的化学成分、药理作用及炮制配伍应用研究进展[J]. 中医药信息, 2016(3): 123-126.

[25] 张秀娟, 何丽娟, 芦清, 等. 民族药诃子药理活性研究进展[J]. 中国中药杂志, 2016, 41 (4): 619-623.

[26] Sharma P, Prakash T, Kotresha D, et al. Antiulcerogenic activity of Terminalia chebula fruit in experimentally induced ulcer in rats[J]. Pharmaceutical Biology, 2011, 49(3): 262-268.

[27] 金家金, 王志斌, 胡宇驰, 等. 诃子水煎液单次给药对小鼠肝毒性的研究[J]. 中华中医药杂志, 2016, 31(3): 1055-1058.

[28] 朱海, 孙旖, 夏振娜, 等. 欧前胡素急性毒性和安全药理学研究[J]. 药学实践杂志, 2013, 31 (6): 428-431.

[29] 王勤, 郝二伟, 谭珍瑗, 等. 芒果叶提取物芒果苷安全性评价 I: 安全药理学试验[J]. 世界中医药, 2017, 12(7): 1664-1667.

[30] 郑智勇, 英永, 陈凯. 右旋布洛芬注射液安全药理学研究[J]. 药物评价研究, 2017(9): 1265-1269.

[31] 钟飞, 胡雷, 刘艳菊, 等. 重组人干扰素 β-1α 注射液的安全药理学研究[J]. 药物评价研究, 2018, 41(2): 7.

[32] 谢琛静, 骆永伟, 王蓉, 等. 注射用灯盏花素 Beagle 犬和小鼠安全药理学差异性研究 [J]. 中南药学, 2015(5): 458-464.

[33] 国家药典委员会. 中华人民共和国药典: 一部[M]. 北京: 化学工业出版社, 2015: 31.

[34] 刘家兰, 徐晓玉. 山楂的药理作用研究进展[J]. 中草药, 2009, (40): 63-66.

[35] 李建华, 胡金林. 山楂的药理作用与临床应用[J]. 中国药物滥用防治杂志, 2011, (17)6: 334-338.

[36] 吴士杰, 李秋津, 肖学凤, 等. 山楂化学成分及药理作用的研究[J]. 药物评价研究, 2010, 33(4): 316-319.

[37] 兰鸿, 杜士明. 山楂提取物防治高脂症实验研究[J]. 中国现代药物应用, 2009, 3

(24)：3-5.

[38] 鞠晓云，方泰惠，张文通．山楂总黄酮冻干粉对麻醉犬冠脉结扎所致心肌梗死的影响[J]．南京中医药大学学报，2005，21(6)：381-383.

[39] 闫君宝，金龙，汪江碧，等．山楂对高脂饮食大鼠糖代谢及抗氧化作用的影响[J]．四川中医，2005，23(1)：19-20.

[40] 高红旗，刘香蕊，刘贵京．山楂的临床研究与应用概况[J]．中国基层医药，2003，10(5)：474-475.

[41] 李晶，冯五金．生山楂、泽泻、莪术对大鼠脂肪肝的影响及其交互作用的实验研究[J]．山西中药，2006，22(3)：57-59.

[42] 李琦，于永春，张俊伟，等．山楂抗动脉粥样硬化作用的研究进展[J]．吉林医药学院学报，2017，38(1)：61-64.

[43] 李小康，郭通义，范玉美．山楂提取液的杀菌效果及稳定性试验[J]．中国消毒学杂志，2008，25(1)：41-43.

[44] 张研，李厚伟，孙建平，等．山楂总黄酮的提取分离及体外抗肿瘤活性[J]．中草药，2004，35(7)：787-789.

[45] 于秋红，黄沛力，张淑华，等．山楂叶提取物抗氧化作用[J]．中国公共卫生，2006，22(4)：463-464.

[46] 林科，张左平，朱顺，等．山楂熊果酸的制备及对小鼠免疫功能和肝癌细胞凋亡的影响[J]．中国生化药物杂志，2007，28(5)：308-311.

[47] Lorberbaum T，Nasir M，Keiser M J，et al．Systems pharmacology augments drug safety surveillance[J]．Clinical Pharmacology & Therapeutics，2015，97(2)：151-158.

[48] Amouzadeh H R，Engwall M J，Vargas H M．Safety Pharmacology Evaluation of Biopharmaceuticals[J]．Handbook of Experimental Pharmacology，2015，229：385-404.

[49] ICH．ICH Guidance for Industry ICH S7A：Safety Pharmacology Studies for Human Pharmaceuticals [EB/OL]．(2000-11-08)[2015-12-20].

[50] 彭双清，郝卫东．药物安全性评价关键技术[J]．北京：军事医学科学出版社，2013：615-616.

[51] Tan J，Li J，Ma J，et al．Hepatoprotective effect of essential oils of *Nepeta cataria* L. onacetaminophen-induced liver dysfunction[J]．Biosci Rep，2019，39(8)：BSR20190697.

[52] Zhou H，Du L，Fang Z．The complete chloroplast genome sequence of Nepeta cataria L. (Labiatae)[J]．Mitochondrial DNA Part B，2020，5(3)：3280-3281.

[53] Süntar I，Nabavi SM，Barreca D，et al．Pharmacological and chemical features of Nepeta L. genus：Its importance as a therapeutic agent[J]．Phytother Res，2018，32(2)：185-198.

[54] Köksal E，Tohma H，Kılıç Ö，et al．Assessment of Antimicrobial and Antioxidant Activities of Nepeta trachonitica：Analysis of Its Phenolic Compounds Using HPLC-MS/MS[J]．Sci Pharm，2017，85(2)：24.

[55] Aleem A，Janbaz KH，Imran I，et al．Antiplatelet Aggregation，Cardiotonic，Anti-In-

flammatory，Antioxidant，and Calcium Channel Antagonistic Potentials of Nepeta ruderalis Buch[J]. Biomed Res Int.，2020：2096947.

[56] Božović M，Ragno R. Calamintha nepeta（L.）Savi and its Main Essential Oil Constituent Pulegone：Biological Activities and Chemistry. Molecules[J]. 2017，22（2）：290.

[57] Orfali R，Siddiqui N A，Alam P，et al. Biological Evaluation of Different Extracts of Aerial Parts of Nepeta deflersiana and Standardization of Active Extracts Using 8-Epi-7-Deoxyloganic Acid and Ursolic Acid by Validated HPTLC Method[J]. Evid Based Complement Alternat Med，2018：8790769.

[58] Ur Rehman T，Khan A U，Abbas A，et al. Investigation of nepetolide as a novel lead compound：Antioxidant，antimicrobial，cytotoxic，anticancer，anti-inflammatory，analgesic activities and molecular docking evaluation[J]. Saudi Pharm J，2018，26（3）：422-429.

[59] Pugsley M K，Authier S，Koerner J E，et al. An overview of the safety pharmacology society strategic plan [J]. J Pharmacol Toxicol Methods，2018，93：35-45.

[60] Pugsley MK，de Korte T，Authier S，et al. Safety pharmacology methods and models in an evolving regulatory environment[J]. J Pharmacol Toxicol Methods，2017，87：1-6.

[61] Zahirnia A，Boroomand M，Nasirian H，et al. The cytotoxicity of malathion and essential oil of Nepeta crispa（lamiales：lamiaceae）against vertebrate and invertebrate cell lines[J]. Pan Afr Med J，2019，33：285.

[62] Zahirnia A，Boroomand M，Nasirian H，et al. Comparing cytotoxicity of propoxur and Nepeta crispa（Lamiales：Lamiaceae）essential oil against invertebrate（Sf9）and vertebrate（L929）cell lines[J]. Vet World，2019，12（11）：1698-1706.

[63] Emami S A，Kheshami S，Ramazani E，et al. Cytotoxic Activity of Thirteen Endemic and Rare Plants from Chaharmahal and Bakhtiari Province in Iran[J]. Iran J Pharm Res，2019，18（4）：1912-1920.

[64] Emami S A，Asili J，Hossein Nia S，et al. Growth Inhibition and Apoptosis Induction of Essential Oils and Extracts of Nepeta cataria L. on Human Prostatic and Breast Cancer Cell Lines[J]. Asian Pac J Cancer Prev，2016，17（S3）：125-130.

[65] Zhao P，Wang S，Liang C，et al. Acute and subchronic toxicity studies of seabuckthorn（Hippophae rhamnoides L.）oil in rodents[J]. Regulatory Toxicology and Pharmacology，2017，91：50-57.

[66] Vashishtha V，Barhwal K，Kumar A，et al. Effect of seabuckthorn seed oil in reducing cardiovascular risk factors：A longitudinal controlled trial on hypertensive subjects[J]. Clinical Nutrition，2016，36（5）：1231-1238

[67] Shi J，Wang L，Lu Y，et al. Protective effects of seabuckthorn pulp and seed oils against radiation-induced acute intestinal injury[J]. Journal of Radiation Research，2016，58（1）：24-32.

[68] Seabuckthorn berry polysaccharide protects against carbon tetrachloride-induced hepato-

toxicity in mice via anti-oxidative and anti-inflammatory activities[J]. Food & Function，2017，8(9):3130-3138.

[69] Aleksandra Z.，Nowak I. Abundance of active ingredients in sea-buckthorn oil[J]. Lipids in Health and Disease，2017，16(1):95.

[70] Yuan H，Zhu X，Wang W，et al. Hypoglycemic and anti-inflammatory effects of sea-buckthorn seed protein in diabetic ICR mice[J]. Food & Function，2016，7(3):1610.